Kohlhammer | *Pflege*

Wissen und Praxis

Der Autor:

Jochen Martin ist Krankenpfleger und Praxisanleiter an den Städtischen Kliniken Esslingen und studiert Pflegepädagogik an der Katholischen Fachhochschule Freiburg/Br.

Jochen Martin

Pflegestandards

Grundlagen und Beispiele
für Fallstandards – Funktionsstandards –
Organisationsstandards

Verlag W. Kohlhammer

Die Deutsche Bibliothek – CIP-Einheitsaufnahme

Martin, Jochen:
Pflegestandards : Grundlagen und Beispiele für Fallstandards – Funktionsstandards – Organisationsstandards / Jochen Marin. – 1. Aufl. – Stuttgart ; Berlin ; Köln : Kohlhammer, 1999
(Kohlhammer Pflege : Wissen und Praxis)
ISBN 3-17-015822-8

Die Abbildungen auf S. 144 wurden freundlicherweise von der Firma Kendall, Regensburg, überlassen, die Abbildungen auf S. 167 und 168 von der Paul Hartmann AG, Heidenheim.
Zeichnungen auf den Seiten 133, 137, 140, 141 und 142: Florian Ossenbrunner.

1. Auflage 1999

Stuttgart Berlin Köln
Verlagsort: Stuttgart
Umschlag: Data Images GmbH, Stuttgart
Gesamtherstellung:
W. Kohlhammer Druckerei GmbH + Co. Stuttgart
Printed in Germany

Vorwort

Die Einrichtungen des Gesundheitswesens geraten unter Druck. Mit immer weniger Finanzmitteln soll die Patientenversorgung in Krankenhäusern, Pflegeheimen und im häuslichen Umfeld gewährleistet werden.
Wer sich behaupten will, muss **Qualität** bieten und seine **Leistungen** für mögliche Kunden transparent machen. Dies betrifft nicht nur Kliniken oder ambulante Einrichtungen als Unternehmenseinheiten, sondern auch die Berufsgruppen im Gesundheitswesen, nicht nur einzelne Fachbereiche und Stationen, sondern auch jeden einzelnen Beschäftigten. Wird Qualität angeboten und sichtbar gemacht und wird sie entsprechend nachgefragt, dann kann sich das Unternehmen, die Berufsgruppe, die Abteilung, der Mitarbeiter auf dem Markt behaupten. Wenn nicht, dann nicht. Standards werden zunehmend zu Instrumenten der Qualitätskontrolle und zur Darstellung der Pflege nach außen. Sie machen deutlich, was die Pflegenden den Kunden anbieten können, den externen Kunden, den Patienten und den internen Kunden, z. B. den anderen Berufsgruppen. Standards gehören zum Verhandlungsangebot, das die Pflege machen kann, wenn es um die Attraktivität einer Pflegeeinrichtung nach außen geht oder um die interne Verteilung des Budgets.
Gleichzeitig hat sich die Pflege auf einen Weg begeben, der zur Professionalisierung des Berufs führen soll. Standards werden dabei häufig als Mittel angesehen, um diesem Ziel näher zu kommen. Die Initiatoren und Teilnehmer an Standardgruppen beabsichtigen vorrangig, eine als defizitär angenommene Pflegepraxis auf ein höheres, wenn möglich wissenschaftlich fundiertes Niveau zu bringen. Die Pflegetechniken sollen vereinheitlicht und das Theorie-Praxis-Gefälle soll verringert werden.
Standards sollen also zwei Aufgaben erfüllen: Sie sollen **Hilfestellung in der Pflegepraxis** geben und sie sollen ein **Leistungsniveau** aufzeigen, anhand dessen Qualität beschrieben und kontrolliert werden kann.
In diesem Buch werden Standards vorgestellt, die an den Städtischen Kliniken Esslingen erarbeitet wurden und dort in ähnlicher Form in Anwendung sind.
Der Begriff Standard wird in der pflegerischen Fachliteratur nicht einheitlich verwendet. Zu Beginn muss deshalb geklärt werden, welche **Definition** den vorgestellten Standards zugrundeliegt. Um ihre Brauchbarkeit im Blick auf die angestrebten **Ziele** beurteilen zu können, muss ihr **Aufbau** bekannt sein.
Ein Schwerpunkt wird dabei auf **Fallstandards** liegen. Sie beschreiben die Pflege bei bestimmten Krankheitsbildern im Sinn von Standardpflegeplänen. Die Mehrzahl dieser Fallstandards bezieht sich auf medizinische Diagnosen, die über Fallpauschalen abgerechnet werden, ein Teil aber auch auf andere, z. B. internistische Krankheitsbilder. Einen anderen Schwerpunkt werden **Funktionsstandards** bilden. Sie behandeln Einzeltätigkeiten in der Pflege.
Fall- und Funktionsstandards sind nur ein Teil einer **Gesamtsystematik,** deren Struktur dargestellt wird.

Das Buch versteht sich ausdrücklich als Arbeitshilfe für Standardgruppen oder Qualitätszirkel und ihre Leiter. Dabei setze ich voraus, dass in einer Institution, die Standards einführen will, zuvor eine Diskussion über die Rolle von Standards in der Pflege stattgefunden hat. Dieser Schritt ist notwendig, denn eine Standardisierung ohne Markierung des Gültigkeitsbereiches einerseits und des Bereichs, der von Standards nicht erfasst wird, andererseits birgt Gefahren. Der Pflegeberuf verlangt nicht nur standardisierbare handwerkliche Fähigkeiten, sondern gleichzeitig die Qualifikation, eine Beziehung zu einem kranken Menschen professionell zu gestalten. Dieser Bereich der Interaktion in der

Pflege ist nicht sinnvoll standardisierbar. Vielmehr beeinflusst er oft Handlungsabläufe, die in Form von Pflegestandards beschrieben sind. An dieser Stelle muss der Grenzverlauf zwischen Gültigkeit und Nichtgültigkeit von Standards erkennbar sein: Wo das Interaktionsgeschehen zwischen Pflegendem und Patienten wichtiger ist, als der handwerkliche Ablauf einer Tätigkeit, muss ersteres den Vorrang haben. Die Entscheidung darüber kann eine erfahrene Pflegekraft autonom treffen.

Die Städtischen Kliniken Esslingen sind ein Krankenhaus der Zentralversorgung, mit ca. 600 Betten, das sich in städtischer Trägerschaft befindet und von der Sana Kliniken-Gesellschaft mbH gemanagt wird. Die angeführten Standards wurden in Zusammenarbeit mit Kolleginnen* des Mentorenarbeitskreises, mit Mitarbeiterinnen von Arbeitsgruppen, Ärztinnen und anderen Berufsgruppen oder mit Stationsteams erarbeitet. Bei ihnen sowie bei den Pflegedienstleitungen des Hauses möchte ich mich bedanken.

Esslingen, im April 1999

Jochen Martin

* Die weibliche oder die männliche Form schließt jeweils das andere Geschlecht mit ein.

Inhalt

1 Pflegestandards in der Diskussion ... 15

2 Grundlagen ... **17**

2.1 Definition ... 17
2.2 Aufbau ... 17
2.3 Gültigkeitsbereich ... 17
2.4 Inhalte ... 18
2.5 Ziele ... 18
2.6 Haftungsrechtliche Aspekte ... 19

3 Gesamtsystematik ... 21

3.1 Übersicht ... 21
3.2 Das Gesundheitsstrukturgesetz ... 21
3.3 Die Pflegepersonalregelung ... 23
3.4 Zuordnungsmerkmale, Funktions- und Fallstandards ... 24

4 Zuordnungsmerkmale ... 25

5 Fallstandards ... 31

5.1 Tagesorientierte Fallstandards ... 31
5.1.1 Berechnung ... 32
5.1.2 Erarbeitung, Einführung und Anwendung ... 33
5.1.3 Beispiele ... 35
5.1.3.1 Wochenpflege und Gynäkologie ... 37
5.1.3.2 Allgemeinchirurgie ... 49
5.1.3.3 Unfallchirurgie ... 61
5.2 Phasenorientierte Fallstandards ... 80
5.2.1 Abgrenzung ... 80
5.2.2 Anwendung ... 80
5.2.3 Beispiele ... 80
5.2.3.1 Krankheitsbild-orientierte Fallstandards ... 83
5.2.3.2 Lebensaktivitäten-orientierte Fallstandards ... 97

6 Funktionsstandards ... 103

6.1 Grundlagen ... 103
6.1.1. Qualifikationsanforderungen und Verantwortlichkeit ... 103
6.1.2 Zeitvorgaben und Pflegestufen ... 104
6.2 Erarbeitung und Anwendung ... 104
6.3 Beispiele ... 105
6.3.1. Respirationssystem ... 107
6.3.2 Urogenitaltrakt ... 117
6.3.3 Verdauungssystem ... 123

6.3.4 Haut .131
6.3.5 Bewegungsapparat .139
6.3.6 Injektionen und Punktionen .145
6.3.7 Spezielle Applikationen .153
6.3.8 Verbände .159
6.3.9 Säuglingspflege/Wöchnerinnen .171
6.3.10 Kinderklinik .183
6.3.11 Untersuchungsvorbereitung .191

7 Organisationsstandards .195

7.1 Definition .195
7.2 Erarbeitung .195
7.3 Beispiele .196

8 Das Pflegeleitbild .201

8.1 Erstellung .201
8.2 Möglicher Rahmen .202

9 Standards in der Ausbildung .203

10 Zusammenfassende Bewertung .205

11 Literatur .207

Stichwortverzeichnis .208

Verzeichnis der Standards, nach Sachgebieten geordnet

5 Fallstandards

5.1 Tagesorientierte Fallstandards

5.1.3.1 Wochenpflege und Gynäkologie 37
Wöchnerin/normale Geburt 38
Sectio Caesarea 40
Abrasio (diagnostisch) 42
Konisation 44
Sterilisation im Wochenbett 46

5.1.3.2 Allgemeinchirurgie 49
Cholezystektomie, laparoskopisch 50
Herniotomie, laparoskopisch 52
Herniotomie, offen 54
Appendektomie 56
Struma 58

5.1.3.3 Unfallchirurgie 61
TEP bei Coxarthrose 62
TEP-Wechsel 64
TEP nach Schenkelhalsfraktur 66
Knie-TEP 68
DHS 70
Materialentfernung 72
Sprunggelenksfraktur 74
Arthroskopie 76
Hallux valgus 78

5.2 Phasenorientierte Fallstandards

5.2.3.1 Krankheitsbild-orientierte Fallstandards 83
Herzinfarkt 84
COLD 86
Pneumonie 88
Tiefe Beinvenenthrombose 90
Herzinsuffizienz 92
Apoplexie 94

5.2.3.2 Lebensaktivitäten-orientierte Fallstandards 97
Säugling mit angeborenem Herzfehler 98
Gastroeneritis – Säuglinge und Kleinkinder ... 99
Präputialplastik 100
Herniotomie – Kleinkind/Schulkind 101
Appendektomie 102

6 Funktionsstandards

6.3.1. **Respirationssystem** **107**
Pneumonieprophylaxe ohne vorbestehende Atemwegserkrankung 108
Pneumonieprophylaxe bei großen Thorax- und Bauch-OPs 109
Absaugen orotracheal, nasotracheal 110
Atemstimulierende Rückeneinreibung, ASE (Basale Stimulation) 111
Pneumonieprophylaxe bei bestehenden Lungenerkrankungen 112
Trachealkanüle: Verbandwechsel 113
Trachealkanüle: Innenkanülenwechsel 114
Trachealkanüle: Kanülenwechsel 115

6.3.2 **Urogenitaltrakt** **117**
Dauerkatheterisierung der Frau 118
Dauerkatheterisierung des Mannes 119
Pflege bei transurethralem Dauerkatheter 120
Kontinenztraining 121

6.3.3 **Verdauungssystem** **123**
Stomaversorgung 124
Darmeinlauf 125
Obstipationsprophylaxe 126
Kostaufbau bei Sondenernährung 127
Verabreichung von Sondenkost 128
Legen einer Ernährungssonde 129
Mundpflege 130

6.3.4 **Haut** **131**
Ganzkörperwaschung 132
Beruhigende Ganzkörperwaschung 133
Ganzkörperwaschung bei Apoplexie 134
Hautpflegemittel – Anamnese des Hauttyps 135
Haarwaschung im Bett 136
Dekubitusprophylaxe 137

6.3.5 **Bewegungsapparat** **139**
Kontrakturenprophylaxe: Lagerung 140
Kontrakturenprophylaxe: Bewegungsübungen 141
Thromboseprophylaxe: Antithrombosestrümpfe (T.E.D.®) 143
Thromboseprophylaxe: Bewegungsübungen, Lagerung 144

6.3.6 **Injektionen und Punktionen** **145**
Subcutane Injektion 146
Intramuskuläre Injektion 147

Pleurapunktion 148
Aszitespunktion 149
Lumbalpunktion 150
Beckenkammpunktion 151

6.3.7 **Spezielle Applikationen 153**
Zytostatika 154
Bluttransfusionen 155
Port-System – Punktion 156
Port-System – Spülung 157

6.3.8 **Verbände 159**
Verbandwechsel ZVK 160
Verbandwechsel Redondrainage 161
Verbandwechsel septische Wunden 162
Verbandwechsel aseptische oder kontaminierte Wunden 163
Verbandwechsel PEG 164
Wundauflagen 165
Verbandwechsel SPDK 166
Kompressionsverband (Pütter-Verband) Unterschenkel 167
Kompressionsverband (Pütter-Verband) Oberschenkel 168
Verbandwechsel Hydrokolloidverband 169

6.3.9 **Säuglingspflege/ Wöchnerinnen 171**
Beobachtung des Neugeborenen 172
Nabelpflege 173
Babybad 174
Wickeln 175
Brustpflege 176
Stillen 177
Nahrungsaufbau des nicht gestillten Neugeborenen 178
Mechanisches Anregen der Brust 178
Inkubator – Schlussdesinfektion 179
Phototherapie 180
Auffangen von Mittelstrahlurin beim Säugling 181

6.3.10 **Kinderklinik 183**
Auffangen von Mittelstrahlurin beim Klein- und Schulkind 184
Auffangen von Spontanurin mit dem Urinbeutel 185
Pflege bei Skabies (Krätze) – Antiscabiosum-Behandlung 186
Pflege bei Verbrühung/Verbrennung – Medizinisches Bad und VW 187

Infusionsbehandlung/Venenpunktion – Anlegen der Infusion bei Klein- u. Schulkindern 188
Blasenpunktion 189

6.3.11 **Untersuchungsvorbereitung** **191**
Röntgen: Cholangiographie/i.v.-Galle 192
Medizinische Ambulanz – ERCP 193

7 **Organisationsstandards**
Übergabe am Patientenbett 197
Aufnahme – Wochenstation 198
Entlassung – Wochenstation 199

Alphabetisches Verzeichnis der Standards

Abrasio (diagnostisch) 42
Absaugen orotracheal, nasotracheal. . . . 110
Apoplexie. 94
Appendektomie, Allgemeinchirurgie 56
Appendektomie, Lebensaktivitäten – orientiert. 102
Arthroskopie 76
Aszitespunktion 149
Atemstimulierende Rückeneinreibung, ASE (Basale Stimulation) 111
Auffangen von Mittelstrahlurin beim Klein- und Schulkind 184
Auffangen von Mittelstrahlurin beim Säugling 181
Auffangen von Spontanurin mit dem Urinbeutel. 185
Aufnahme – Wochenstation 198

Babybad. 174
Beckenkammpunktion 151
Beobachtung des Neugeborenen. 172
Beruhigende Ganzkörperwaschung 133
Blasenpunktion 189
Bluttransfusionen. 155
Brustpflege. 176

Cholezystektomie, laparoskopisch 50
COLD 86

Darmeinlauf. 125
Dauerkatheterisierung der Frau 118
Dauerkatheterisierung des Mannes 119
Dekubitusprophylaxe. 137
DHS. 70

Entlassung – Wochenstation. 199

Ganzkörperwaschung bei Apoplexie . . . 134
Ganzkörperwaschung 132
Gastroenteritis – Säuglinge und Kleinkinder. 99

Haarwaschung im Bett. 136
Hallux valgus. 78
Hautpflegemittel – Anamnese des Hauttyps. 135
Herniotomie – Kleinkind/Schulkind 101
Herniotomie, laparoskopisch 52
Herniotomie, offen. 54
Herzinfarkt 84
Herzinsuffizienz 92

Infusionsbehandlung/Venenpunktion – Anlegen der Infusion bei Klein- u. Schulkindern. 188
Inkubator – Schlussdesinfektion. 179
Intramuskuläre Injektion 147

Knie-TEP 68
Kompressionsverband (Pütter-Verband) Oberschenkel 168
Kompressionsverband (Pütter-Verband) Unterschenkel. 167
Konisation 44
Kontinenztraining 121
Kontrakturenprophylaxe: Bewegungsübungen 141
Kontrakturenprophylaxe: Lagerung. . . . 140
Kostaufbau bei Sondenernährung 127

Legen einer Ernährungssonde. 129
Lumbalpunktion 150

Materialentfernung 72
Mechanisches Anregen der Brust 178
Medizinische Ambulanz – ERCP 193
Mundpflege 130

Nabelpflege 173
Nahrungsaufbau des nicht gestillten Neugeborenen 178

Obstipationsprophylaxe. 126

Pflege bei Skabies (Krätze) – Antiscabiosum-Behandlung 186
Pflege bei transurethralem Dauerkatheter. 120

Pflege bei Verbrühung/Verbrennung – Medizinisches Bad und VW 187
Phototherapie. 180
Pleurapunktion 148
Pneumonie 88
Pneumonieprophylaxe bei bestehenden Lungenerkrankungen 112
Pneumonieprophylaxe bei großen Thorax- und Bauch-OPs 109
Pneumonieprophylaxe ohne vorbestehende Atemwegserkrankung. 108
Port-System – Punktion 156
Port-System – Spülung 157
Präputialplastik 100

Röntgen: Cholangiographie/i.v.-Galle . . 192

Säugling mit angeborenem Herzfehler . . . 98
Sectio Caesarea 40
Sprunggelenksfraktur 74
Sterilisation im Wochenbett 46
Stillen. 177
Stomaversorgung 124
Struma 58
Subcutane Injektion 146

TEP bei Coxarthrose 62
TEP nach Schenkelhalsfraktur 66
TEP-Wechsel 64
Thromboseprophylaxe: Antithrombosestrümpfe (T.E.D.®) 143
Thromboseprophylaxe: Bewegungsübungen, Lagerung 144
Tiefe Beinvenenthrombose 90
Trachealkanüle: Innenkanülenwechsel 114
Trachealkanüle: Kanülenwechsel 115
Trachealkanüle: Verbandwechsel 113

Übergabe am Patientenbett 197

Verabreichung von Sondenkost 128
Verbandwechsel aseptische oder kontaminierte Wunden 163
Verbandwechsel Hydrokolloidverband . . 169
Verbandwechsel PEG 164
Verbandwechsel Redondrainage. 161
Verbandwechsel septische Wunden 162
Verbandwechsel SPDK. 166
Verbandwechsel ZVK 160

Wickeln 175
Wöchnerin/normale Geburt 38
Wundauflagen 165

Zytostatika 154

1 Pflegestandards in der Diskussion

Pflegestandards sind Werkzeuge. Sie können bei der Lösung eines Problems behilflich sein. Dabei eignen sie sich in manchen Situationen besser, in manchen weniger gut.
Wer Standards so beschreibt, der scheint einer Diskussion ausweichen zu wollen, bei der es um Größeres geht: Um **Grundeinstellungen**. Befürworter und Gegner streiten dabei nicht um Arbeitsinstrumente, sondern um die Definition der Pflege, die Professionalisierung, die Zukunft des Berufes und führen Standards als Verkörperung dieser Grundsatzfragen ins Feld.
Die ersten **Verfechter** einer Standardisierung von Pflegetätigkeiten erwarteten von der Einführung von Pflegestandards eine Verbesserung der Pflegequalität. In den achtziger Jahren hatten Erkenntnisse aus der Pflegeforschung oder anderen wissenschaftlichen Disziplinen das Wissen über einzelne Pflegetechniken vermehrt. Aber wie konnte dieses Wissen an Pflegende vermittelt werden, die traditionell über Fortbildungen oder Fachzeitschriften schwer zu erreichen waren?
Standards schienen sich in dieser Situation als Lösung anzubieten. Sie waren (je nach Verfasser) für die Praktiker leichter zugänglich als umfangreiche Lehrbücher, und in Griffweite der Pflegenden. Darüber hinaus versprachen sich die Verantwortlichen auch dadurch einen Effekt, dass Standards in der Regel einen Dienstanweisungscharakter hatten.
Rückblickend scheinen einige Ziele erreicht worden zu sein. Veraltete Pflegetechniken werden seltener angewendet, Kinästhetik und Basale Stimulation sind keine Fremdwörter mehr, der Pütter-Kompressionsverband hat den Kornährenverband abgelöst, die 30°-Lagerung zur Dekubitusprophylaxe die 90°-Lagerung und so weiter. Was Pflegestandards zu dieser Entwicklung beigetragen haben und wodurch sie dies taten, ist schwer zu sagen. Vermutlich boten sie in dem beschriebenen Prozess Anlässe, sich auf produktive Art und Weise mit Pflegethemen auseinander zu setzen. Möglicherweise hätte man das gleiche Ziel auch anders erreichen können.

Standards sind ein mehr oder weniger wirksames Hilfsmittel im Qualitätsentwicklungsprozess. Sie sind nicht die Qualitätsentwicklung selbst.
Manchem Befürworter einer flächendeckenden Standardisierung ist dieser Sachverhalt aus dem Blickfeld geraten. Und mancher **Kritiker** bezieht sich ebenfalls auf diese überfrachtete Vorstellung, wenn er Standards als mögliches Hindernis auf dem Weg zur Professionalisierung bezeichnet (vergl. JANKNECHT, 1997).
Die häufigste Kritik an Standards bezieht sich auf die Tatsache, dass Standards Vorgaben machen, die eingehalten werden müssen. Dadurch reihen sie sich in ein Netz von Regeln ein, das in den Institutionen des Gesundheitswesens ohnehin oft eng geknüpft ist. Pflegefachliche Regeln existieren allerdings auch schon vor der Einführung von Standards. Was in Lehrbüchern als „lege artis" gilt, wird zum Beispiel im Haftungsrecht als Maßstab für eine fachgerechte Pflege angesehen. Somit gewinnen verbreitete Lehrbücher einen Regelcharakter. Vermutlich käme niemand auf den Gedanken, Lehrbücher deswegen vorzuwerfen, sie behinderten eine individuelle, ganzheitliche Pflege.
Trotzdem: Die Kritik, dass Standards Pflege normieren können, ist nicht von der Hand zu weisen. Sie tun es ebenso wie Lehrbücher. Für erfahrene Professionelle im Pflegeberuf sind Regeln aber häufig eher hinderlich. Sie haben in vielen Situationen ihre eigenen, intuitiv emtwickelten Handlungsmuster, die sich auf einen großen Erfahrungsschatz im Umgang mit kranken Menschen beziehen. Für diese Gruppe von Pflegenden sind Standards nur punktuell hilfreich. Sie werden die meisten Situationen souverän meistern, ohne auf

Standards angewiesen zu sein. Dabei werden ihre Handlungen nicht von der gültigen Wissensbasis der Pflege – und somit der Grundlage von Pflegestandards – prinzipiell abweichen. Vielmehr können Handlungsalternativen begründet werden.
Standards wenden sich in ihrer Funktion als **Qualitätsentwicklungsinstrument und** als **Lernhilfe** an Pflegende, die sie brauchen, weil ihnen Kenntnisse oder Erfahrung in dem standardisierten Tätigkeitsbereich fehlen. Das können examinierte Pflegekräfte ebenso sein wie Krankenpflegeschülerinnen oder Hilfskräfte. Sie wenden sich **nicht** an Experten.
An Pflegestandards entzünden sich **Konflikte**, die ihre Ursachen in sich widersprechenden Vorstellungen von Pflege, in unterschiedlichen Menschenbildern oder in differierenden Zukunftserwartungen haben. Die Standards haben diese Konflikte weder heraufbeschworen, noch können sie sie lösen. Standards können aber, wie jedes gute Werkzeug, effektiv oder laienhaft angewendet werden und wirksam oder hinderlich sein.
Die Form, die Gestaltung, der Inhalt, die Themenstellung, die Aufbewahrung, die „Pflege"...: all diese Faktoren sind wichtig, damit Standards nicht zum Ärgernis werden, sondern zur Bereicherung. Wichtiger ist aber die grundsätzliche Auseinandersetzung mit den Zielen, die mit Standards erreicht werden sollen. Qualität können Standards zum Beispiel nur dann verbessern, wenn sie **Teil eines Qualitätsentwicklungsprogramms** sind, das neben dem Dokument „Standard" Fortbildungsangebote, ein Pflegecontrolling usw. beinhaltet.
Der Weg, der bis zur Einführung von Standards gegangen werden muss, ist manchmal beschwerlich, manchmal angenehm zu gehen. Ein guter Reiseleiter wird – um beim Bild zu bleiben – die schönste Strecke auswählen und bei Hindernissen Hilfestellung geben. Der Prozess der Standarderstellung ist entscheidend für die spätere Wirksamkeit und Akzeptanz von Standards in der Praxis. Für die Gestaltung dieses Prozesses bedarf es eines erfahrenen Moderators, der neben fachlicher auch soziale Kompetenz, Geduld und Ausdauer hat.
Wer Standards in seiner Institution einführen will, übernimmt die Verantwortung für ein Projekt. Er muss wissen, dass dieses Projekt mit der Einführung der fertigen Produkte in die Praxis nicht abgeschlossen ist. Standards müssen in regelmäßigen Abständen überprüft und bei Bedarf korrigiert werden. Auf Inhalte von Standards muß über Fortbildungsangebote hingewiesen werden.
Eine der wichtigsten Voraussetzungen für einen Leiter des Projekts „Pflegestandards" ist aber das Wissen um die Bedeutung von Pflegestandards: Sie sind nicht mehr und nicht weniger als überaus **hilfreiche Werkzeuge** in der Pflege.

2 Grundlagen

2.1 Definition

Eine Definition des Begriffs „Standard" scheint entbehrlich. Jeder Pflegende hat eine Vorstellung davon, was gemeint ist. Genauer betrachtet ergibt sich aber ein **erheblicher Klärungsbedarf.** Autoren, die das Thema in der Fachliteratur behandeln, verweisen auf ganz unterschiedliche Begriffsbestimmungen (vergl. Trede, 1997).

Den Standards, die in diesem Buch vorgestellt werden, liegt folgende Definition zugrunde:

> Ein Standard ist ein Maßstab, der an eine Pflegehandlung angelegt wird. Er gibt ein vereinbartes Qualitätsniveau vor, das in der Praxis überprüfbar ist.

In diesem Sinn können Standards auch als Normen bezeichnet werden. Sie legen einen Soll-Wert für die Pflege unter einem bestimmten Blickwinkel fest.

Ein solcher Blickwinkel ist zum Beispiel auf die Patientenbedürfnisse ausgerichtet. In diesem Fall ist das Qualitätsniveau, das der Standard vorgibt, daran zu messen, inwieweit die Patientenbedürfnisse erfüllt werden. Daneben gibt es andere Kriterien, die jeweils unterschiedliche Aspekte der Qualität von Pflege darstellen. Wird der Fokus etwa auf das Arbeitsumfeld der Pflegenden gerichtet, wird Qualität anders beurteilt, als wenn wirtschaftliche Aspekte im Vordergrund stehen.

2.2 Aufbau

Standards werden je nach Aufbau als Struktur-, Prozess-, oder Ergebnisstandards bezeichnet. Auch ein einzelner Standard kann Struktur-, Prozess- oder Ergebnisaspekte beinhalten.

- Ein **Strukturstandard** beschreibt die personelle Ausstattung, technische und bauliche Gegebenheiten oder die organisatorische Struktur eines Bereichs. Stellenbeschreibungen oder Organigramme sind Beispiele für Strukturstandards.
- **Prozessstandards** legen Tätigkeitsschritte fest, mit denen ein angestrebtes Ziel erreicht werden soll. Die meisten Pflegestandards sind Prozessstandards. Ein Beispiel: Das Legen eines Dauerkatheters.
- **Ergebnisstandards** geben die angestrebte Wirkung von Maßnahmen vor. Sie beantworten z. B. die Frage, welche Veränderungen im Verhalten oder im Wissensniveau der Mitarbeiter angestrebt oder welche Veränderungen im Verhalten oder Gesundheitszustand des Patienten erwartet werden. Leitbilder sind häufig Ergebnisstandards.

2.3 Gültigkeitsbereich

Pflegestandards unterscheiden sich hinsichtlich ihres Gültigkeitsbereichs.

Üblicherweise gelten Standards nur auf der Ebene einer Institution als verbindlich. Als Standards auf nationaler Ebene können aber Gesetze angesehen werden, die Pflegequalität beschreiben. Ein wichtiger Standard ist in diesem Sinn die Pflegepersonalregelung. Ihre Bedeutung liegt vor allem darin, dass sie nachgeordnete Standards untereinander vergleichbar macht. Sie wird uns im folgenden noch beschäftigen.

Auf Institutionsebene seien an oberster Stelle die Gesamtstandards der Pflege einer Einrichtung genannt. Wiederum als Beispiel: Das Pflegeleitbild. Danach folgen Standards, die nur für bestimmte Bereiche gelten, eine chirurgische Abteilung einer Klinik etwa oder – auf der niedrigsten Ebene – eine Station.

2.4 Inhalte

Die Zahl der standardisierbaren Pflegethemen ist groß. Andererseits ist eine Standarderstellung nicht überall sinnvoll, denn sie kostet Zeit, Energie und Geld.
Als **Thema** bietet sich an, was mit den angestrebten Zielen der Standardisierung in Einklang zu bringen ist: Ein Standard wird erstellt, wenn der bearbeitete Inhalt für die Praxis hilfreich ist, die Pflegenden den Standard zum Beispiel als Leitlinie verwenden können, oder wenn der Standard als Instrument zur Qualitätssicherung dienen soll.

Nach Inhalt und Form können Pflegestandards folgendermaßen unterschieden werden:
- **Funktionsstandards** sind Standards für Einzeltätigkeiten. Sie beschreiben eine überschaubare Pflegetätigkeit, zum Beispiel die Mundpflege, oder ein abgrenzbares Pflegethema wie die Dekubitusprophylaxe.
- **Fallstandards** sind Standardpflegepläne. Sie umfassen die planbare Pflege bei einem bestimmten Krankheitsbild. Sie beziehen sich auf eine medizinische Diagnose oder einen therapeutischen Eingriff. Ein Beispiel ist der Standard „Appendektomie".
- **Organisationsstandards** geben Strukturen oder Abläufe vor, die die Pflegeorganisation betreffen. Als Beispiel sei der Standard „Aufnahmeorganisation" genannt.

Zwischen den Standards dieser drei Bereiche gibt es **Überschneidungen**. Das Pflegeleitbild einer Einrichtung, das wir zu den Standards rechnen können, beinhaltet zum Beispiel Funktions- und Organisationsaspekte.

Standards sollen **wissenschaftlich fundiert** sein, soweit entsprechende Erkenntnisse vorliegen. Darüber hinaus fließen aber immer auch Erfahrungswerte und Expertenwissen der Pflegenden in den Erarbeitungsprozess mit ein.

Schließlich ist das angestrebte **Qualitätsniveau** von Bedeutung. Standards können eine optimale, eine angemessene oder eine sichere Pflege als Qualitätsvorgabe einfordern. Diese Vorgabe ist auch von juristischer Relevanz.
- Optimale Pflege ist die wirkungsvollste, dem Patienten am meisten entsprechende Pflege. Sie stellt ein Idealbild dar, das erreichbar ist, wenn ausreichende zeitliche und materielle Ressourcen und ein umfassendes Fachwissen vorhanden sind.
- Angemessene Pflege ist eine gute, an den individuellen Bedürfnissen der Patienten orientierte Pflege.
- Sichere Pflege ist ausreichende, den notwendigen Erfordernissen entsprechende Pflege, die als Routineversorgung bezeichnet werden kann.

2.5 Ziele

Standards sind in der Regel für die Pflegenden verbindlich. Sie haben den Charakter von Dienstanweisungen.
Aus der Sicht der Pflegedienstleitung ergeben sich folgende Ziele:
1. Standards sollen ein Niveau vorgeben, das für eine Pflegetätigkeit oder ein komplexes Pflegethema angestrebt wird. In diesem Sinn haben Standards eine **Vorbild- und Lehrfunktion**. Mitarbeiter können sich durch die Lektüre über einen Inhalt informieren, der ihnen möglicherweise nicht bekannt ist. Die Arbeitsweise der Pflegenden kann, wenn nötig, vereinheitlicht werden. Dies setzt allerdings voraus, dass das Niveau, auf dem eine bestimmte Pflegetätigkeit erbracht wird, bei einer nennenswerten Zahl von Pflegenden zu niedrig ist. Der Standard „Ganzkörperwäsche" ist unter diesem Blickwinkel also nur dann sinnvoll, wenn Pflegekräfte diese Tätigkeit häufig falsch ausführen.
2. Standards dienen der **Qualitätskontrolle**. Die tatsächlich geleistete Pflege wird an den Vorgaben der Standards gemessen.
3. Standards sollen die **Pflege transparenter** machen. Wenn deutlich wird, wie Pflege abläuft, welche Qualifikation zur Durchführung von Maßnahmen gefordert ist, wie lange eine Tätigkeit dauert, wie häufig sie durchgeführt

Funktions-standards	Fall standards	Organisations-standards
⇘	⇓	⇙

Aufbau:	Strukturaspekt – Ergebnisaspekt – Prozessaspekt
Gültigkeit:	Gesamteinrichtung – Abteilungsebene – Stationsebene
Ziel:	Leitlinie – Qualitätskontrolle – Transparenz

Abb. 1: Einteilung von Standards

werden muss usw., kann die Berufsgruppe die benötigten Ressourcen einfordern, die zur Erfüllung ihrer Aufgabe notwendig sind.

Aus der Sicht der Pflegenden in der Praxis sind Standards **Orientierungsrichtlinien** bei unbekannten Tätigkeiten. Darüber hinaus machen sie deutlich, was die Institution von ihnen erwartet.
Patienten profitieren von Standards, wenn sie sich über den Ablauf von Pflegetätigkeiten informieren wollen. Sie sind dadurch in der Lage zu entscheiden, ob eine Pflegemaßnahme ihren Vorstellungen entspricht oder nicht.

2.6 Haftungsrechtliche Aspekte

Grundlage der beruflich ausgeübten Pflege ist ein Behandlungsvertrag zwischen dem Kunden Patient und der Einrichtung, von der Pflege angeboten wird. Dieser Vertrag begründet den Anspruch des Patienten auf eine Behandlung „...nach dem Standard einer erfahrenen Pflegekraft" (HANIKA, 1996). Um dieses Qualitätsniveau zu gewährleisten, werden Qualitätssicherungsmaßnahmen durchgeführt und Verhaltensnormen – z. B. Pflegestandards – vorgegeben, die Bestandteil des Behandlungsvertrags werden. An Standards wird somit ersichtlich, ob eine Pflegekraft ihre Aufgaben fachgerecht erfüllt. Standards geben dem Patienten die Sicherheit, entsprechend den pflegerischen Notwendigkeiten und dem aktuellen wissenschaftlichen Erkenntnisstand behandelt zu werden.
Andererseits können Standards im Schadensfall auch für das Pflegepersonal haftungsrechtlich entlastend sein, wenn die betroffene Pflegekraft deutlich machen kann, dass sie sich an die Vorgaben gehalten hat.
Für die Erstellung von Standards hat das folgende Konsequenzen:

- Sie müssen den aktuellsten Stand der Wissenschaft widerspiegeln und neuen Erkenntnissen und Entwicklungen kontinuierlich angepaßt werden.
- Da Pflegende an Standards gemessen werden können, muss das beschriebene Niveau auch erreichbar sein. Wenn die Bedingungen nicht gegeben sind, um hohen Leistungsanforderungen zu genügen, können Standards, die an einer optimalen Pflegequalität ausgerichtet sind, im Haftungsfall die Pflegekraft belasten. Das gilt ebenso für detaillierte Handlungsanweisungen, die die Flexibilität einer Pflegekraft unter Umständen unangemessen einschränken.

Wer Standars erarbeitet, übernimmt eine große Verantwortung sowohl für die Pflegequalität seiner Einrichtung als auch für die Kollegen in der Praxis. Auch eine Mithaftung bei offensichtlich falschen Standards ist nicht auszuschließen.

Folgende Anforderungen müssen also erfüllt werden:

1. Es muss deutlich sein, wer für den Inhalt eines Standars verantwortlich ist.
2. Die Leitung des Pflegedienstes muss den Grad der Verbindlichkeit der Standards ebenso festlegen, wie das zugrunde liegende Leistungsniveau.
3. Die Inhalte der Standars müssen kontinuierlich auf ihre wissenschaftliche Gültigkeit hin untersucht und wenn nötig korrigiert werden.
4. Das Datum der Erstellung muss bekannt sein. Nicht mehr gültige Standards müssen archiviert werden.

Bienstein (1995) fordert darüber hinaus die Angabe der für die Standarderstellung verwendeten Literatur.

3 Gesamtsystematik

3.1 Übersicht

Das Gesamtsystem der Pflegestandards einer Institution besteht aus mehreren Komponenten. Im folgenden Beispiel handelt es sich um

- Funktionsstandards, die Einzeltätigkeiten darstellen
- Organisationsstandards, die Strukturen und organisatorische Abläufe thematisieren
- Fallstandards, die die Pflege bei bestimmten Krankheitsbildern vorgeben.

Als Verbindungsglied zwischen den Komponenten wirken die „Zuordnungsmerkmale". Sie liegen in Form eines Organisationsstandards vor, strukturieren die Fallstandards, machen sie „berechenbar" und verweisen auf einzelne Funktionsstandards.
Dieses Standardsystem einer Einrichtung wird wiederum durch überinstitutionelle Standards wie die PPR und andere Gesetze – z. B. das Gesundheitsstrukturgesetz – beeinflusst.

3.2 Das Gesundheitsstrukturgesetz

Das Gesundheitsstrukturgesetz (GSG) von 1993 hat das Gesundheitswesen in Deutschland tiefgreifend verändert. Die Krankenhäuser wurden mit der Abschaffung des bis zu diesem Zeitpunkt geltenden Vergütungssystems vor eine ungewohnte Situation gestellt: Konnten bis dahin die Leistungserbringer im Rahmen des Wirtschaftlichkeitsgebots den Umfang der medizinischen und pflegerischen Leistungen bestimmen, wurden jetzt Preise für bestimmte Leistungen festgelegt, an die sich die Ärzte und Pflegenden zu halten hatten. Die tagesgleichen, vollpauschalierten Pflegesätze wurden teilweise von diagnosebezogenen Fallpauschalen abgelöst.
Die Abrechnung über **Fallpauschalen** betrifft zunächst nur die operativen Fächer. Ein Fallpauschalenkatalog listet die Krankheitsbilder auf, die in dieser Form nach einem festen Preis vergütet werden.

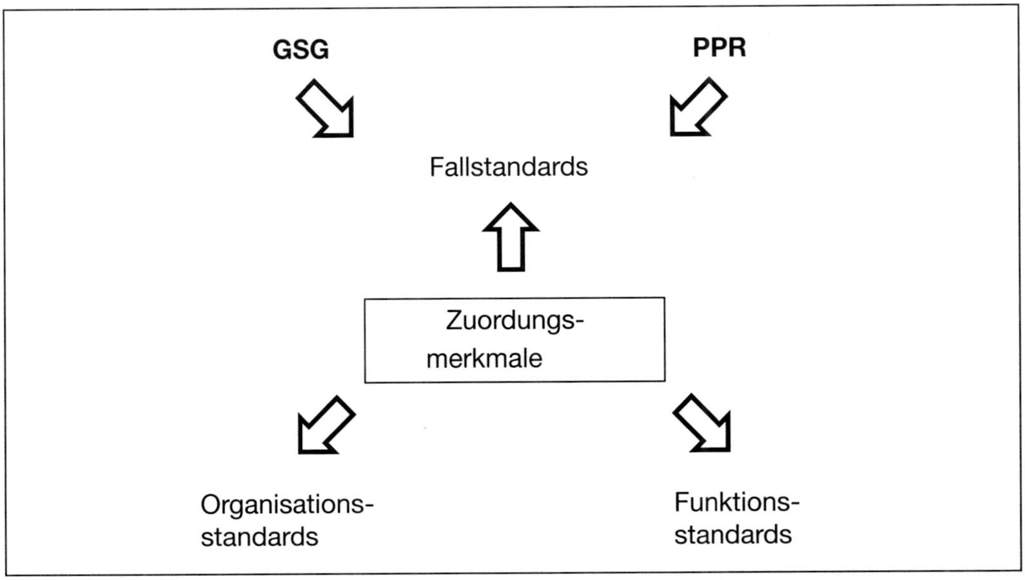

Abb. 2: Standardsystematik einer Institution

Daneben wurden für bestimmte diagnostische oder therapeutische Maßnahmen, wie Operationen, endoskopische Eingriffe usw. **Sonderentgelte** eingeführt. Diese Maßnahmen werden nicht mehr über den Pflegesatz, sondern als Einzelzahlung vergütet.
Diejenigen Leistungen, die nicht über Sonderentgelte oder Fallpauschalen abgegolten werden, werden über **Abteilungs- und Basispflegesätze** berechnet. Auch diese Entgeltformen sind an bestimmte Preisvorgaben gebunden: Durch einen Betriebsvergleich mit anderen Häusern wird vorgegeben, wieviel ein Tag in einer Abteilung maximal kosten darf.
Diese Maßnahmen zeigen eine gemeinsame Tendenz auf: Es wird im Vorfeld festgelegt, wieviel Geld ein Krankenhaus für die Leistungen an Patienten bekommt. Im Preis sind Sachkosten ebenso enthalten, wie Personalkosten. Um Leistungen also kostendeckend erbringen zu können, muss nicht nur der Materialbedarf genau bekannt sein, sondern auch der Personalbedarf. Eine Voraussetzung dafür ist, dass Arbeitsabläufe erfasst und standardisiert sind. Nur so ist kostendeckendes Arbeiten unter den gültigen Abrechnungsmodalitäten möglich.
Im Zusammenhang mit dem Gesundheitsstrukturgesetz stehen auch die Forderungen an die Leistungserbringer im Gesundheitswesen, die Effizienz der durchgeführten Behandlung nachzuweisen: „Medizinische Leistungen müssen notwendig, ausreichend, wirtschaftlich und zweckmäßig sein, sie dürfen das Maß des notwendigen nicht überschreiten“ (§ 12, 5. Buch Sozialgesetzbuch. In: Klie, Stascheit 1996). Diese Forderungen begründen Maßnahmen der Qualitäts-

Tab. 1: Pflegestufen und Minutenwerte Erwachsenenpflege

Allgemeine Pflege Spezielle Pflege	A 1 Grundleistungen	A 2 Erweiterte Leistungen	A 3 Besondere Leistungen
S 1 Grundleistungen	A 1/S 1 52 Minuten	A 2/S 1 98 Minuten	A 3/S 1 179 Minuten
S 2 Erweiterte Leistungen	A 1/S 2 62 Minuten	A 2/S 2 108 Minuten	A 3/S 2 189 Minuten
S 3 Besondere Leistungen	A 1/S 3 88 Minuten	A 2/S 3 134 Minuten	A 3/S 3 215 Minuten

Pflegegrundwert je Patient und Tag: 30 Min. Für jede Krankenhausaufnahme: 70 Min.

Tab. 2: Pflegestufen und Minutenwerte Kinderkrankenpflege.

Allgemeine Pflege Spezielle Pflege	KA 1 Grundleistungen	KA 2 Erweiterte Leistungen	KA 3 Besondere Leistungen
KS 1 Grundleistungen	KA 1-F/KS 1 111 Min.	KA 2-F/KS 1 149 Min.	KA 3-F/KS 1 236 Min.
	KA 1-K/KS 1 118 Min.	KA 2-K/KS 1 153 Min.	KA 3-K/KS 1 230 Min.
	KA 1-J/KS 1 54 Min.	KA 2-J/KS 1 116 Min.	KA 3-J/KS 1 188 Min.
KS 2 Erweiterte Leistungen	KA 1-F/KS 2 162 Min.	KA 2-F/KS 2 198 Min.	KA 3-F/KS 2 285 Min.
	KA 1-K/KS 2 167 Min.	KA 2-K/KS 2 202 Min.	KA 3-K/KS 2 279 Min.
	KA 1-J/KS 2 103 Min.	KA 2-J/KS 2 165 Min.	KA 3-J/KS 2 237 Min.
KS 3 Besondere Leistungen	KA 1-F/KS 3 238 Min.	KA 2-F/KS 3 274 Min.	KA 3-F/KS 3 361 Min.
	KA 1-K/KS 3 243 Min.	KA 2-K/KS 3 278 Min.	KA 3-K/KS 3 355 Min.
	KA 1-J/KS 3 179 Min.	KA 2-J/KS 3 241 Min.	KA 3-J/KS 3 313 Min.

Pflegegrundwert je Patient und Tag: 33 Min. Für jede Krankenhausaufnahme: 45 Min.
F: Frühgeborene. K: Kleinkinder. J: Jugendliche

sicherung ebenso, wie die Standardisierung der pflegerischen Tätigkeitsabläufe.

3.3 Die Pflegepersonalregelung

Die Pflegepersonalregelung (PPR) trat 1993 in Kraft und hatte zum Ziel, den Bedarf an Pflegepersonal im Krankenhaus zu ermitteln. In der Begründung zum Regierungsentwurf der PPR heißt es unter anderem: „Die Personalbemessung soll an Leistungskriterien anknüpfen, die den pflegerischen Aufwand im Krankenhaus abbilden..." (Zit. nach KAISERS, 1993). Dazu wurden Pflegestufen eingeführt. Die Zeitwerte für die Pflegestufen wurden mit Tätigkeitsprofilen für die sogenannte „Allgemeine" und die „Spezielle Pflege" ermittelt.

Im Zusammenhang mit dem Thema Standards ist entscheidend, dass mit diesem Gesetz ein zeitlicher Rahmen für Pflegetätigkeiten eingeführt wurde. Dadurch wurde ein Maßstab angegeben, der einen Vergleich von Pflegetätigkeiten über die Grenzen der Institution hinaus erlaubt.

Die Vergleichbarkeit wurde in der Begründung zum Regierungsentwurf als Vorteil hervorgehoben: „Durch die Beschreibung der pflegerischen Tätigkeiten werden erstmals amtlich die umfangreichen Aufgaben des Pflegepersonals dargestellt. Es werden Maßstäbe für eine wirtschaftliche und leistungsfähige Versorgung vorgegeben sowie eine stärker leistungsbezogene Budgetierung ermöglicht" (Z.n. KAISERS, 1993).

Mit Blick auf die Entwicklung von Fallpauschalen wird außerdem auf die Transparenz der Pflege verwiesen, die durch die PPR erreichbar sei.

Für die Entwicklung von Standards ist die PPR von Bedeutung, weil von ihren Vorgaben ein **Vergleichsraster** für komplexe Pflegehandlungen **ableitbar** ist. Aus den Materialien, die Teil der PPR sind, besonders den „Tätigkeitsprofilen" und den „Einordnungsmerkmalen für Pflegestufen" lässt sich ein Katalog erarbeiten, der Einzeltätigkeiten den Pflegestufen und somit indirekt Minutenwerte zuordnet. Dadurch wird es möglich, sowohl Funktionsstandards, als auch Fallstandards zeitlich zu bewerten.

Seit 1996 ist ein **wesentlicher** Teil der PPR **außer Kraft** gesetzt worden. Der ausgesetzte § 5 Abs. 1 regelte die Angleichung der Personalstellen an den Pflegebedarf. Die anderen Bestimmungen der PPR bleiben allerdings gültig. Für unser Thema hat das folgende **Konsequenzen:**

- Die PPR stellt zwar den Bedarf an Pflegeleistungen dar*, eine Angleichung der Stellenpläne an dieses Leistungsniveau findet aber nicht statt. Standards, die an der PPR orientiert sind, müssen diese Tatsache berücksichtigen.
- Die PPR bleibt in ihrer Funktion als Vergleichsmaßstab für Pflegetätigkeiten gültig. Allerdings hat sie ihre Funktion als überinstitutioneller Maßstab zum Vergleich von Pflegeleistungen verloren. Sie dient offiziell nicht mehr als Grundlage für Budgetverhandlungen mit den Kassen, ist aber andererseits immer noch ein Maßstab, der als Richtgröße bei Verhandlungen über Personal weitgehend akzeptiert wird.

  Für krankenhausinterne Zwecke kann die PPR weiter verwendet werden. Mit ihrer Hilfe kann eine sinnvolle Pflegepersonalverteilung unter den Bereichen erreicht werden. Darüber hinaus – und dieser Aspekt wird noch von Bedeutung sein – kann auch gegenüber den anderen Berufsgruppen der zeitliche Umfang der Pflegetätigkeit aufgezeigt werden.

Trotz unbestreitbarer Mängel: Es gibt im Moment keinen gleichwertigen Maßstab, um Pflege über die Berufsgruppe hinaus transparent, vergleichbar und standardisierbar zu machen.

* Die PPR ist nicht unumstritten. SPERL kritisiert z. B. die unzureichende Berücksichtigung der Kommunikation in den Leistungsbereichen (SPERL, 1996)

Tab. 3: Beispiel aus dem Gesetztestext. Bereich „Allgemeine Pflege" – Einordnungsmerkmale für die Pflegestufen. Aus: MITGLIEDER DER EXPERTENGRUPPEN **(1993)**

Pflegestufen	**Einordnungsmerkmale**		
Leistungsbereiche	A 1 Grundleistungen	A 2 Erweiterte Leistungen	A 3 Besondere Leistungen
Körperpflege	Alle Patienten, die nicht A 2 oder A 3 zugeordnet werden	Hilfe bei überwiegend selbstständiger Körperpflege	Überwiegende oder selbstständige Übernahme der Körperpflege
Ernährung		Nahrungsaufbereitung oder Sondernahrung	Hilfe bei der Nahrungsaufnahme
Ausscheidung		Unterstützung zur kontrollierten Blasen- und Darmentleerung	Versorgung bei unkontrollierter Blasen- oder Darmentleerung
		Versorgung bei häufigem Erbrechen	
		Entleeren oder Wechsel von Katheter- oder Stomabeuteln	
Bewegung Lagerung		Hilfe beim Aufstehen oder Gehen	Häufiges Lagern oder Mobilisieren (zwei-bis vierstündlich)
		Einfaches Lagern und Mobilisieren	

3.4 Zuordnungsmerkmale, Funktions- und Fallstandards

Die Überlegung, inwieweit eine zuverlässige Eingruppierung der Patienten in die Pflegestufen der PPR erfolgen könne, führten in einigen Kliniken zur Erarbeitung von Katalogen, die einzelne Pflegetätigkeiten den Stufen zuwiesen. Da der Gesetzestext nur allgemeine Zuordnungsvorgaben macht, mussten konkrete Merkmale für die Einordnung in die A und S (bzw. KA und KS-) Kategorien gefunden werden. In unserem Beispiel wurden nach den Maßgaben des Gesetzes einzelne Pflegehandlungen beschrieben, mit einem Kürzel versehen und einer A- oder S-Stufe zugeordnet.

Für einige dieser Einzeltätigkeiten lagen bereits Funktionsstandars vor. Sie wurden im Text des Kürzelkatalogs erwähnt. Gleichzeitig wurden in den Funktionsstandards soweit möglich die Kürzel als Beschreibung genannt (z. B. im Standard „Legen eines Dauerkatheters beim Mann" das Kürzel KL).
Die zu dieser Zeit neu entwickelten Fallstandards sollten den Pflegeumfang für jeden Tag des Krankenhausaufenthalts eines Patienten mit einer bestimmten medizinischen Diagnose beschreiben. Diese Beschreibung und die täglich zu erwartende A/S-Einstufung erfolgte standardisiert mit Hilfe der Kürzel des Katalogs.

4 Zuordnungsmerkmale

Die PPR gibt nur sehr allgemeine Einordnungsmerkmale für die Pflegestufen vor. So werden im Leistungsbereich „Bewegung und Lagerung“ die „Hilfe beim Aufstehen und Gehen“ und ein „Einfaches Lagern und Mobilisieren“ als Merkmale für die Einstufung in die Pflegestufe A 2 genannt *(s. Tab. 3)* Das Spektrum pflegerischer Tätigkeiten ist aber bereits in diesem Leistungsbereich ausgesprochen groß: Neben verschiedenen Mobilisationsmöglichkeiten und Lagerungsvarianten müssen hier auch prophylaktische Maßnahmen zugeordnet werden. Zwar werden die Leistungsbereiche im Anhang des Gesetzes in den „Tätigkeitsprofilen“ weiter differenziert (vergl. Mitglieder der Expertengruppen, 1993), aber auch diese Aufgliederung bleibt zu ungenau für die praktische Anwendung.
Eine genauere Beschreibung ist also sowohl für die Eingruppierung in die Pflegestufen, als auch für die Anwendung der PPR auf Pflegestandards notwendig.
Ein Katalog von Zuordnungsmerkmalen für die Pflegestufen ist ein Organisationsstandard. Er ist sinnvollerweise für die entsprechenden Bereiche (Erwachsenen- bzw. Kinderkrankenpflege) verbindlich. Der Katalog muss logisch aus dem Text der PPR abgeleitet werden, und der Zusammenhang muss nachvollziehbar sein.

Beispiel: Katalog „Zuordnungsmerkmale nach PPR für den Erwachsenenbereich“

I. Allgemeine Pflege

1. Leistungsbereich Körperpflege

Ans Waschbecken bringen ____ WB A 2
- dem Patienten am Waschbecken alle Utensilien hinrichten
- beim Aufstehen helfen und zum Waschbecken begleiten
- Sitzgelegenheit vorbereiten
- Bei Bed. kleinere Handreichungen, z. B. Rücken, Füße waschen
- Nachsorge, Aufräumen

Waschschüssel stellen ____ WS A 2
- Waschutensilien am Bett herrichten
- Waschwasser temperieren und zum Patienten bringen
- Bei Bed. kleinere Handreichungen, z. B. Rücken, Füße waschen
- Nachsorge, Aufräumen

Teilwäsche mit Anwesenheit ____ TW A 3
- Während der Körperpflege muss zur Anleitung oder Überwachung ständig eine Pflegeperson anwesend sein und/oder
- die Körperpflege muss zum größten Teil von der Pflegekraft durchgeführt werden (z. B. Patient kann sich Gesicht, Hals, Arme und Brust selber waschen, muss aber ansonsten von Pflegeperson gewaschen werden)

Ganzkörperwäsche/Reinigungsbad/Duschen ____ GW A 3
- Patient muss komplett gewaschen werden
- Therapeutische Waschung lt. Standard **Kp 2/3/4**
- Duschen oder Baden in Anwesenheit von Pflegepersonal

Intimtoilette — IT A 3
- Waschen des Intimbereichs unter **erschwerten** Bedingungen. (z. B. Entfernen von Menstruationsblut, Fluor, Ablagerungen, Borken; Intimpflege bei Beinextensionen, Beckengips)

Haarpflege/Rasur — HR A 2
- Lange Haare auskämmen und Zöpfe flechten
- Gesichtsrasur bzw. Bartpflege

Haarwäsche — HW A 3
- Durchführung der Haarwäsche durch Pflegepersonal (z. B. lt. Standard **Kp 7**)

Fußbad — FB A 2
- Utensilien richten
- Wasser temperieren
- Patient aufsetzen, sichern
- bei Bedarf Hautpflege
- Nachsorge, Aufräumen

Nagelpflege — NP A 2
- Fingernägel schneiden/feilen
  (Fußnägel werden im Normalfall von Fußpfleger versorgt. Bei kompletter Nagelpflege, Hand- und Fußnägel, mit entspr. Vermerk **A 3**)

Mundpflege richten — MH A 2
- Versorgen des Patient mit Utensilien zur Zahn- und Prothesenpflege
- Patienten aufsetzen, bzw. entsprechend zur selbstständigen Mundpflege lagern
- Nachsorgen, Aufräumen

Mundpflege durchführen — MD A 3
- Zähne putzen, Prothesen reinigen durch das Pflegepersonal
- Mundpflege lt. Standard **Kp 6** (mind.3 x tgl.)

Nasenpflege — NA A 2
- Nasenpflege bei liegenden Nasensonde lt. Standard **Er 5**

Augenpflege — AG A 2
- Maßnahmen zur Verhinderung einer Austrocknung der Hornhaut bei fehlendem Lidschlag
- Entfernung von Verkrustungen bei vermehrter Sekretion
- Mehrmals täglich Reinigen und Einsetzen von Augenprothesen oder Kontaktlinsen

2. Leistungsbereich Ernährung

Zubereitung/Erwärmung des Essens — ZE A 2
- Essen einnahmegerecht hinrichten, z. B. Brot streichen, schneiden usw.
- Erwärmung von Speisen, wenn Patient z. B. nach Untersuchung später isst
- Führen eines Einfuhrbogens zur Flüssigkeitskontrolle

Hilfe beim Essen — HE A 3
- Nahrung eingeben
- Anwesenheit von Pflegepersonal während der Nahrungsaufnahme zur Überwachung oder zum Training

Sondennahrung ___ **SO A 2**
- Anhängen von Sondennahrung lt. Standard **Er 1/2**
- Einrichten und Überprüfung von Ernährungspumpen
- Beratung, Einweisung des Patienten im selbstständigen Umgang mit Sondenernährung oder Pumpen

3. Leistungsbereich Ausscheidung

Begleitung zur Toilette ___ **BT A 2**
- Patienten zur Toilette und zurück bringen
- Hilfe beim Reinigen nach Ausscheidung

Bereitstellen von Utensilien ___ **BU A 2**
- Urinflasche, Bettschüssel zur Verfügung stellen und mehrmals täglich leeren und reinigen

Unterstützung bei der Ausscheidung ___ **UA A 2**
- Auf Bettschüssel setzen
- Reinigung des Patienten nach Ausscheidung

Aktivieren bei der Ausscheidung ___ **AA A 2**
- Kontinenztraining lt. Standard **Au 6**
- Stomaberatung

Unkontrollierte Magen-, Blasen- oder Darmentleerung ___ **UBE A 3**
- Maßnahmen bei Inkontinenz, Entleerung von Blase und Darm ins Bett/Windel
- Maßnahmen bei Erbrechen ins Bett

Unterstützen beim Erbrechen ___ **UE A 2**
- Patienten bei Erbrechen stützen, anschließend Reinigung, evtl Mund spülen usw.

Entleerung und Wechsel von Katheter- und Stomabeutel ___ **EB A 2**
- Ausscheidungskontrolle und Leeren der Katheter-Beutel
- Wechsel eines Katheter-Beutels
- Stomaversorgung durch das Pflegepersonal lt. Standard **Au 7**

4. Leistungsbereich Bewegung und Lagerung

Mobilisationshilfe ___ **MOBH A 2**
- Durchführungen von Bewegungsübungen im Bett durch Pflegepersonal
- Aufstehen mit Patienten, Hilfestellung beim Laufen
- Aufstehen mit Patienten, in einen Stuhl setzen, Überwachung

An- und Auskleidehilfe ___ **AKH A 2**
- Patienten beim An- oder Ausziehen der **Tageskleidung** helfen

An- und Auskleiden durchführen ___ **AK A 3**
- An- und Ausziehen der Tageskleidung durch das Pflegepersonal

Mobilisation 2–4 stdl. (in 12 Stunden) ___ **MOB 2–4 A 3**
- Wie unter MOBH, jedoch 2–4 stdl. innerhalb von 12 Std.
- Mobilisation mindestens 2 x tgl. Unter erschwerten Bedingungen, z. B. Kreislaufinstabilität, Abwehrhaltung usw. (i.d.R. durch 2 Pflegende)

Therapieunterstützendes Lagern ___ **LAG A 2**
- Lagern des Patienten mit Hilfsmitteln (Kissen, Schienen usw.)
- Seitenlagerung, Bobathlagerung

Therapieunterstützende Lagerung 2–4 stdl. (in 12 Std.) ______ **LAG 2–4 A 3**
- Wie unter LAG, jedoch 2–4 stündlich innerhalb von 12 Stunden

Prophylaxen

Dekubitusprophylaxe ______ **PRD A 2**
- Dekubitusprophylaxe durchführen lt. Standard **Lag 1**

Kontrakturenprophylaxe ______ **PRK A 2**
- Kontrakturenprophylaxe durchführen lt. Standard **Lag 2/3**

Thromboseprophylaxe ______ **PRT A 2**
- Thromboseprophylaxe durchführen lt. Standard **Thr 1/ 2 und Vw 9/ 10**

Pneumonieprophylaxe ______ **PRP A 2**
- Pneumonieprophylaxe durchführen lt. Standard **At 1 (Pkt.3,4)/2/4/5**

II. Spezielle Pflege

1. Leistungsbereich OP/invasive Maßnahmen/akute Krankheitsphase

OP-Vorbereitung mit Rasur (große Hautfläche) ______ **OPVR S 2**
- Operationsgebiet rasieren. Größe: Mindestens Nabel bis einschließlich Schambehaarung

OP-Vorbereitung mit Rasur über 50% der Körperoberfläche ______ **OPV 3 S 3**
- Rasur von mehr als 50% der Körperbehaarung (z. B. Varizen beidseits)

OP-Vorbereitung mit Einlauf ______ **OPVE S 2**
- Umfangreiche Abführmaßnahmen durch das Pflegepersonal (Einlauf) lt.Standard **Au 8**

Vitalzeichenkontrolle/2 Parameter ______ **VZ S 2**
- Messung von mindestens 2 Parametern (z. B. Puls, RR, BZ, Atmung) 4 bis 6 mal über 8 Stunden

Vitalzeichenkontrolle/3 Parameter ______ **VZ 3 S 3**
- Fortlaufende Messung (1/2- bis 1 1/2-stündlich) von mindestens 3 Parametern über 12 Stunden

Diagnostische Vorbereitung ______ **DV S 2**
- Anmeldung vornehmen und Durchführung umfangreicher Abführmaßnahmen
- Großflächige Rasur, z. B. Leistengegend beidseitig

Diagnostische Vorbereitung, aufwendig ______ **DV3 S 3**
- Durchführung von mehrfachen Reinigungseinläufen, z. B. vor Endoskopien.
- Durchführung und Überwachung der orthograden Spülung

Punktionen ______ **PKT S 2**
- Anmeldung, Punktionsgebiet vorbereiten und Anwesenheit des Pflegepersonals bei der Durchführung

Einlauf ____ **EL S 2**
- Durchführen eines Einlaufs (nicht Klistier usw.) lt. Standard **Au 8**

Katheter legen ____ **KL S 2**
- Legen eines Blasenkatheters gemäß Standard **Au 1/2/3/4**

Magensonden legen ____ **SL S 2**
- Legen einer Magensonde gemäß Standard **Er 3/4**

Endotracheales Absaugen ____ **END S 2**
- Absaugen durch Pflegepersonal gemäß Standard **At 3**

Endotracheales Absaugen mehrmals täglich ____ **END 3 S 3**
- Zuordnungsmerkmale wie END jedoch mehrmals täglich (Zeitleiste)

Drainagen ____ **DR S 2**
- Versorgen und messen **mehrerer** Drainageableitungen
- Versorgung eines T-Drain oder einer Thorax-Drainage

Saug-Spüldrainage ____ **SDR 3 S 3**
- Betrieb und Überwachung von Saug-Spüldrainagen, Gerätewartung

2. Leistungsbereich medikamentöse Versorgung

Transfusionstherapie ____ **TFT S 2**
- Richten und Überwachen von Transfusionen lt. Standard **Med 5**

Kontinuierliche Infusion ____ **INF S 2**
- Richten, Umhängen und Überwachen einer oder mehrerer kontinuierlich laufenden Infusionen
- Richten und Überwachen von Kurzinfusionen mehrmals täglich

Intravenöse Zytostatikatherapie ____ **ZYT S 2**
- Richten, Überwachen des Patienten nach Injektion/Infusion lt. Standard **Med 4**

Beobachtung bei stark wirksamen Medikamenten ____ **SAW S 3**
- Fortlaufende Schmerztherapie über Periduralkatheter (PDK-Protokoll)
- Fortlaufende Schmerzbehandlung mit BTM, bzw. BTM-nahen Medikamenten
- Fortlaufende Behandlung mit starkwirksamen Psychopharmaka
- Fortlaufende Behandlung mit starkwirksamen Kreislaufmedikamenten
- Alt-Insulin-Perfusor

Beachte: Nachweis der Beobachtung in der Dokumentation mit Zeitleiste

3. Leistungsbereich Wund- und Hautbehandlung

Verbandwechsel ____ **VW S 2**
- Durchführung eines VW bei aseptischer oder kontaminierter Wunde nach Standard **Vw 4/11**
- Durchführung eines VW bei septischer Wunde nach Standard **Vw 3**
- Durchführung eines VW bei liegender Redon- Drainage (Standard **Vw 2**), ZVK (Standard **Vw 1**), SPDK (Standard **Vw 8**),Trachealkanüle (Standard **So 3**)

Beachte: Ein einfacher Pflasterwechsel wird in S 1 eingruppiert

Verbandwechsel mehrmals täglich ____ **VW 3 S 3**
- Mehrmals tägliche Durchführung eines VW wie oben
- Mehrere voneinander unabhängige VW wie oben

Hautbehandlung bei Hautschäden ______ **HH S 2**
- Behandlung von Hautdefekten > 20 % der Körperoberfläche mit Salben usw.
- Umfangreiche vorbeugende Hautbehandlung bei gefährdeten Personen

Hautbehandlung mehrmals täglich ______ **HH 3 S 3**
- Durchführung der Hautbehandlung wie in HH mehrmals täglich (Zeitleiste)

Kälte- und Wärmebehandlung ______ **PT S 2**
- Wadenwickel und sonstige kühlende Maßnahmen
- Wickel und Wärmepackungen usw.

Spülungen ______ **SP S 2**
- Spülungen durch Pflegepersonal mehrmals täglich

Erweiterte Brustpflege nach Entbindung ______ **BP S 2**
- Anregen der Milchleistung oder Abpumpen durch Pflegepersonal
- Mastitisbehandlung

Besondere Brustpflege nach Entbindung ______ **BP 3 S 3**
- Starker Milcheinschuss
- Mastitisbehandlung 2stündlich über 12 Stunden

5 Fallstanstandards

Fallstandards sind an einer medizinischen Diagnose ausgerichtet. Sie beschreiben die Pflege, die bei einem bestimmten Krankheitsbild normalerweise durchgeführt wird.
Prinzipiell sind verschiedene Formen von Fallstandards möglich:
Fallstandards, die die Pflege an jedem Tag des Krankenhausaufenthalts erfassen. Aus einem solchen **tagesorientierten Standard** wäre zum Breispiel ableitbar, welche pflegerischen Maßnahmen am 3. Tag nach einer Leistenhernien-OP üblicherweise ergriffen werden. Diese Art der Fallstandards bieten sich bei zeitlich genau eingrenzbaren Erkrankungen oder therapeutischen Verfahren an. Vor allem operative Maßnahmen können so standardisiert werden. Die Erkrankungen, die über Fallpauschalen vergütet werden, fallen alle unter diese Kategorie.
Fallstandards, die die Pflege in bestimmten Phasen einer Erkrankung beschreiben. Ein Patient mit einer tiefen Beinvenenthrombose wird in bestimmten Mobilisationsphasen der Erkrankung betrachtet und die jeweils notwendige Pflege standardisiert. Solche **phasenorientierten Standards** eignen sich zum Beispiel für internistische Erkrankungen, aber auch für chirurgisch zu therapierende Krankheiten, deren Verlauf nicht verlässlich bestimmbar ist.

5.1 Tagesorientierte Fallstandards

Die Fallstandards, die den pflegerischen Anteil an der Versorgung eines Patienten darstellen, dessen Versorgung über eine Fallpauschale bezahlt wird, müssen auf einer rechnerisch soliden Grundlage stehen. Dieser Anspruch bestimmt die Form eines solchen Fallstandards.

- Der Fallstandard muss alle Pflegetätigkeiten auflisten, die im Rahmen der Berechnungsgrundlage – hier die PPR – von Bedeutung sind.
- Die Pflegetätigkeiten müssen einzeln gekennzeichnet sein – hier durch die Kürzel aus dem Kürzelkatalog „Zuordnungsmerkmale".
- Die Pflegetätigkeiten müssen den einzelnen Tagen des Krankenhausaufenthalts zugeordnet werden können.

Darüber hinaus sollten die Fallstandards einfach gegliedert sein, und die Dokumentation der Pflege erleichtern. Im folgenden Beispiel wird versucht, die üblicherweise auftretenden Pflegeprobleme zu erfassen. Zum Beispiel ergibt sich als Folge der Operation und der anschließenden Immobilisation bei einer Schenkelhalsfraktur immer die Gefahr einer tiefen Venenthrombose. Dieses Problem und die dazugehörigen Maßnahmen können von vornherein und in standardisierter Form bei der Pflege eines Patienten mit Schenkelhalsfraktur berücksichtigt werden.
Im Beispiel wird die Pflegebedürftigkeit in den Bereichen Körperpflege, Ernährung, Ausscheidung, Mobilität, Kommunikation, psychische Belastungen, Atmung, Kreislauf, Körpertemperatur und Ruhe/Schlaf abgestuft erfasst. Es wird versucht innerhalb dieser Bereiche zuzuordnen, ob der Patient an den einzelnen Tagen seines Krankenhausaufenthalts selbstständig oder teilweise bzw. vollständig von pflegerischer Hilfe abhängig ist.
Die üblichen Pflegemaßnahmen werden an den einzelnen Tagen erfasst und führen entsprechend den Vorgaben der PPR jeweils zu einer Einkategorisierung. Liegt zum Beispiel ein Kürzel aus dem Bereich Körperpflege (WS/A2) und eins aus dem Bereich Ausscheidung (BU/A2)vor, rechtfertigt das die Einkategorisierung nach A2 für den entsprechenden Tag.

5.1.1 Berechnung

Soll-Wert-Berechnung

Wieviele Pflegeminuten werden bei einer bestimmten Fallpauschale bezahlt?
Um diesen Wert zu bestimmen, muss im Fallpauschalenkatalog unter der betreffenden Fallpauschale die Punktzahl für den Pflegedienst übernommen werden. Für die Normal- und die Intensivstation gibt es unterschiedliche Punktwerte. Außerdem wird zwischen Haupt- und Belegabteilung unterschieden *(s.Tab.4, S.34)*.
Die Fallstandards für die Normalstationen müssen also den Punktwert für den Pflegedienst der Normalstation berücksichtigen. Je nach Organisationsform der Station wird darüber hinaus entweder der Wert für die Hauptabteilung von Bedeutung sein oder der Wert für Belegabteilungen.

Am Beispiel Herniotomie wird das Vorgehen deutlich *(s. Tab. 4)*:
Unter der Fallpauschalennummer 1207 findet sich die Differenzierung der Gesamtpunktzahl für den „Fall". Für die Normalstation findet man unter der Empfehlung Hauptabteilung 683,81 Punkte für den Pflegedienst.

Aus der vorgegebenen Punktzahl müssen jetzt die Pflegeminuten errechnet werden. Dazu sind zwei Größen zu klären:

1. Wieviel ist ein Punkt wert? Ein Punkt entsprach ursprünglich dem Wert einer D-Mark. Die genaue Bemessung ergibt sich aus dem zwischen dem betreffenden Krankenhaus und den Kostenträgern ausgehandelten Budget.
2. Wieviel kostet eine Pflegeminute? Dieser Wert variiert ebenfalls von Krankenhaus zu Krankenhaus.

Jetzt ist es möglich, aus der vorgegebenen Punktzahl die für die Pflege verfügbare Arbeitszeit zu berechnen.

Beispiel: Herniotomie.

Punktwert: 0,97 DM. Ergibt bei 683,81 Punkten 633,29 DM
Kosten Pflegekraft: 0,80 DM/Minute. Ergibt 791 Minuten in Fallpauschale bezahlte Arbeitszeit. Dabei wurde im Fallpauschalenkatalog eine durchschnittliche Verweildauer von 7,69 Tagen zugrunde gelegt.

Ist-Wert-Berechnung

Wenn Fallstandards neu erstellt werden sollen, ist es sinnvoll, in einem ersten Schritt die bisher bei dem betreffenden Krankheitsbild durchgeführte Pflege zu erfassen. Die Ist-Wert-Berechnung macht dann deutlich, wieviele Pflegeminuten durchschnittlich aufgewendet werden, um einen Patienten mit einer fallpauschalierten Diagnose zu betreuen. Die Frage, die so geklärt wird, lautet: Wird unsere Pflegeleistung bezahlt, überschreitet sie den Rahmen, der von der Vergütungsform vorgegeben wird, oder entspricht sie ihm? Es handelt sich bei Fallstandards um die Dokumentation der **für den komplikationslosen Verlauf** aufgewendeten Pflegeminuten. Fallstandards sollen nicht den Einzelfall beschreiben. Abweichungen sind deshalb im Einzelfall möglich und je nach Situation des Patienten geboten. Daraus

Beispiel Ist-Wert Berechnung:

Ein Patient mit Leistenhernie und folgender konventioneller Herniotomie wird bisher folgendermaßen einkategorisiert:

Tag vor OP:	A 1/S 2
OP-Tag:	A 2/S 2
1. Tag nach OP:	A 2/S 1
2. Tag nach OP:	A 1/S 2
3.–6. Tag nach OP:	A 1/S 1
7. Tag nach OP:	A 1/S 2

Das ergibt bei 9 Tagen Verweildauer:

Pflegearbeitszeit:	600 Minuten
Pflegegrundwert:	270 Minuten
Fallwert:	70 Minuten
Arbeitszeit Ist-Fallstandard	940 Minuten

ergibt sich aber auch, dass der Ist-Wert der tatsächlich geleisteten Pflege bei unkomplizierten Verläufen das Budget nicht restlos ausschöpfen sollte, um Spielraum für Patienten zu lassen, die intensiver betreut werden müssen.
Berechnet werden alle Tage des Aufenthalts nach PPR in Minuten. Zuzüglich für jeden Tag 30 Minuten Pflegegrundwert und einmalig 70 Minuten Fallwert für Aufnahme und Entlassung.

Soll-Ist-Vergleich

Der im Fallpauschalenkatalog vorgegebene Pflegekostenanteil und die sich daraus ergebenden Pflegeminuten (s.o.) wird mit den errechneten Pflegeminuten des Ist-Standards verglichen. Es ergibt sich ein Gewinn oder ein Verlust an Pflegeminuten.
Anhand dieses Maßstabes wird versucht, einen sinnvollen Standard zu erstellen.

Beispiel Herniotomie: Soll-Ist-Vergleich:

Soll-Wert (bezahlte Arbeitszeit):	791 Min.
Ist-Wert:	940 Min.
Gewinn/Verlust:	–149 Min.

Im Beispiel Herniotomie führte eine Verweildauerverkürzung zu einer Anpassung der Pflegeminuten an die Werte in der Fallpauschale:

Soll-Standard: Herniotomie

Tag vor OP:	A 1/S 2
OP-Tag:	A 2/S 2
1. Tag nach OP:	A 2/S 1
2. Tag nach OP:	A 1/S 2
3.–5. Tag nach OP:	A 1/S 1

Das ergibt bei 7 Tagen Verweildauer:

Pflegearbeitszeit:	486 Minuten
Pflegegrundwert:	210 Minuten
Fallwert:	70 Minuten
Fallwert:	70 Minuten
Arbeitszeit:	766 Minuten
Gewinn/Verlust:	+25 Minuten

5.1.2 Erarbeitung, Einführung und Anwendung

Die im Folgenden vorgestellten Fallstandards werden zum Teil schon seit 1995 in den Städtischen Kliniken Esslingen angewendet. Es liegen Erfahrungen bezüglich der Erarbeitung und Einführung sowie den Stationen sowie der Anwendungsschwerpunkte in der Praxis vor.

Die Erarbeitung der pflegerischen Fallstandards war ein Produkt der Diskussion, die im Zusammenhang mit dem Gesundheitsstrukturgesetz geführt wurde. Besonders die geplanten neuen Entgeltformen – Fallpauschalen und Sonderentgelte – regten dazu an, die Pflegeleistungen transparenter zu machen und fallbezogen zu standardisieren. In erster Linie sollten diejenigen Krankheitsbilder, die in der Klinik voraussichtlich häufig als Fallpauschalen abgerechnet werden würden, erfasst werden.
Das Projekt wurde in Seminaren den Pflegenden des Hauses vorgestellt und diskutiert. Es war geplant, die Fallstandards in Aufbau und Form sowohl an dem kliniküblichen Dokumentationssystem, als auch an den vorhandenen Funktionsstandards und dem Kürzelkatalog „Zuordnungsmerkmale" auszurichten.
Erarbeitung und Einführung auf den Stationen erfolgte nach dem **Schema:**

1. Erfassung der pflegerischen Ist-Versorgung bei den betreffenden Patientengruppen. Die Stationen beschrieben die übliche Pflege zum Beispiel bei einem Patienten mit Herniotomie.
2. Vergleich mit den Soll - Werten durch die zuständige Pflegedienstleitung.
3. Erstellung von Fallstandards in Arbeitsgruppen. Pflegende der betroffenen Stationen und Ärzte der Fachabteilungen legten sich auf ein standardisiertes Vorgehen zum Beispiel bei der Versorgung eines Patienten nach Herniotomie fest. Der erarbeitete Fallstandard musste den Soll-Vorgaben entsprechen. Da eine Reihe von Tätigkeiten, die üblicherweise von Pflegekräften durchgeführt werden, von Ärzten angeordnet werden müssen, war eine Zusammenarbeit bei der Erarbeitung der

Fallpauschale 12.07 Operation einer Hernie

Tab. 4: Fallpauschalenberechnung (Aus: DKI-GmbH...1997)

	Aktualisierte Empfehlung Hauptabteilung	Aktualisierte Empfehlung Belegoperateur	Aktualisierte Empfehlung Belegoperateur + Beleganästhesist
Verweildauer	7,69	7,69	7,69
Normalstation			
Arztdienst	195,51		
Pflegedienst	683,81	683,81	683,81
Sachkosten Normalstation	193,38	193,38	193,38
Gesamtkosten Normalstation	**1.072,70**	**877,19**	**877,19**
Intensivstation			
Intensivarztdienst	4,23	4,23	4,23
Intensivpflegedienst	8,77	8,77	8,77
Sachkosten Intensivstation	6,14	6,14	6,14
Gesamtkosten Intensivstation	**19,13**	**19,13**	**19,13**
OP-Bereich			
Arztdienst OP	300,53		
Funktionsdienst OP	297,25	297,25	297,25
Arztdienst Anästhesie	213,52	213,52	
Funktionsdienst Anästhesie	114,25	114,25	114,25
Summe Personalkosten OP	**925,55**	**625,02**	**411,50**
Sachkosten OP/Anästhesie	253,70	253,70	253,70
Gesamtkosten OP/Anästhesie	**1.1179,25**	**878,71**	**665,19**
Medizinische Instituionen			
Personalkosten	166,58	99,95	99,95
Sachkosten	54,42	32,65	32,65
Gesamtkosten Med. Institutionen	**221,00**	**132,60**	**132,60**
Basisleistungen			
Personalkosten	467,30	467,30	467,30
Sachkosten	472,77	472,77	472,77
Gesamtkosten Basisleistungen	**940,07**	**940,07**	**940,07**
Summe			
Personalkosten	2.451,75	1.889,07	1.675,56
Sachkosten	980,39	958,63	958,63
Fallkosten	**3.432,15**	**2.847,70**	**2.634,19**

Standards notwendig. Interessanterweise zeigte sich im Verlauf des Erarbeitungsprozesses, daß zwischen den Stationen teilweise große Unterschiede sowohl in der Pflege als auch in der Therapie von Patienten mit demselben Krankheitsbild bestanden.

4. Probephase auf den Stationen.
5. Verbindliche Einführung der Fallstandards auf den Stationen.

Die **Einführung** von Fallstandards erfordert Zeit und ist nicht einfach. Es ist deshalb sinnvoll, eine Pflegekraft zu benennen. die für die Organisation und Kontrolle des Prozesses verantwortlich ist. Sie muss die Standards in regelmäßigen Abständen korrigieren und bei Bedarf anpassen.

Auf den Stationen haben sich – neben der Richtlinienfunktion – unterschiedliche Anwendungsschwerpunkte herausgebildet.
Einerseits dienen die Fallstandards als **Information** für neue Mitarbeiter und Schüler. Zum Beispiel kann der teilweise komplizierte Kostaufbau bei bauchirurgisch versorgten

Patienten nachgelesen werden. Für Schüler bietet ein Fallstandard eine übersichtliche Information über die technische Seite der Pflege bei häufigen Erkrankungen.

Die Fallstandards werden andererseits als **Dokumentationshilfe** genutzt.
Kann ein Patient nach dem üblichen, standardisierten Ablauf versorgt werden, dann wird im Dokumentationssystem auf den Standard verwiesen. Dazu wird eine Kopie der zweiten Seite des Standards, des Problemerfassungsbogens, in das Dokumentationssystem eingeheftet. Im Pflegebericht wird dann zum Beispiel dokumentiert: „Pflege nach Standard 3. Tag." In diesem Fall wird die Spalte gültig, die die Probleme/Ressourcen und den Pflegeplan am 3. Tag nach OP erfasst. Treten geringfügige Änderungen im Ablauf auf, werden sie auf dem eingehefteten Standard vermerkt. Bei bedeutenden Änderungen im Ablauf der pflegerischen Versorgung wird mit dem üblichen Dokumentationssystem weitergearbeitet.
Die Anwendung der Fallstandards als Dokumentationshilfe hat sich vor allem bei den einfachen und übersichtlichen Pflegeverläufen bewährt (zum Beispiel bei den Standards aus der Geburtshilfe und der Bauchchirurgie). Sobald der Ablauf komplexer wird und der Standard mehr Tage umfasst, wird der Einsatz in der Dokumentation schwieriger (zum Beispiel einzelne Standards aus der Unfallchirurgie).

> Die Fallstandards werden leicht zugänglich in einem Karteikasten zusammen mit den Funktionsstandards aufbewahrt. Sie liegen im Format DIN-A 5 in einer festen, offenen Kunststoffhülle vor. Sie sind beidseitig bedruckt: Auf der einen Seite die Problemerfassung mit PPR-Eingruppierungen, auf der anderen Seite der Pflegeplan.

5.1.3 Beispiele – Übersicht

Die folgenden Beispiele tagesorientierter Fallstandards bestehen aus Pflegeplan und Problemerfassungsbogen:

1 Der **Pflegeplan** ist in die Unterpunkte
  1) Körperpflege
  2) Ernährung
  3) Ausscheidung
  4) Mobilisation
  5) Kommunikation
  6) Atmung, Kreislauf, Temperatur
  7) Ruhe/Schlaf
  8) Sonstiges

unterteilt. Im Pflegeplan werden jeweils nur die Unterpunkte aufgeführt, die für den Standard relevant sind.Unter Punkt 8) werden auch **OP-Vorbereitung** und spezielle Tätigkeiten, die bei der Versorgung nach OP von Bedeutung sind (wie z. B. standardisiert vorgegebene Blutabnahmen) aufgeführt. In den Unterpunkten, wie zum Beispiel im Punkt Körperpflege, wird die Pflege beschrieben, die an den einzelnen Tagen des Krankenhausaufenthalts notwendig ist. Wenn ein Tätigkeitskürzel, wie z. B. das Kürzel WB für Hilfe am Waschbecken, in Frage kommt, erscheint es links vom entsprechenden Tag.

2 Im **Problemerfassungsbogen** werden die Probleme/Ressourcen, die üblicherweise bei dem standardisierten Krankheitsbild zu erwarten sind, für die einzelnen Tage des Krankenhausaufenthalts vorgegeben. Täglich ist für die bereits angesprochenen Unterpunkte 1) Körperpflege, 2) Ernährung, 3) Ausscheidung, 4) Mobilität, 5) Kommunikation, 6) Atmung, Kreislauf, Temperatur, 8) Sonstiges der Grad der Pflegeabhängigkeit erhoben. Dabei wird mit

S die Selbstständigkeit des Patienten bezeichnet

T die teilweise Abhängigkeit von der Hilfe des Pflegepersonals

V die vollständige Abhängigkeit von der Hilfe des Personals.

Das Kürzel **Z** heißt zutreffend und kommt nur dort in Betracht, wo die Zelle nicht geschwärzt ist. So ist z. B. die Feststellung, dass die Atmung eingeschränkt ist (Punkt 8), keine Frage des Abhängigkeitsgrades (S,T,V) sondern sie trifft entweder zu (Z) oder nicht. Im unteren Drittel des Problemerfassungsbogens sind die Kürzel des Zuordnungskatalogs aufgeführt. Aus ihnen errechnet sich die PPR-Kategorie für den entsprechenden Tag.

5.1.3.1 Wochenpflege und Gynäkologie

Wöchnerin/normale Geburt
Sectio Caesarea
Abrasio (diagnostisch)
Konisation
Sterilisation in Wochenbett

Wöchnerin/normale Geburt	FP. Nr.: 16.041	St. 52, 3/98

1) Körperpflege

WB 1. Tag: Wöchnerin wäscht sich am WB. Hilfe b. Bed..
Duschen bei stabilem Kreislauf möglich.
Anleitung zur Intimpflege. Umgang mit Bidet und Closomat erklären (erst 24 Std. nach Geburt erlaubt).

2) Ernährung

Wöchnerin soll viel trinken (außer beim Abstillen). Keinen Alkohol, Nikotin, blähende Speisen, viele Südfrüchte.

3) Ausscheidung

BT Urin: auf Blasenentleerung achten. Spätestens nach 6 Stunden zum WC bringen.
Stuhl: wenn kein Stuhlgang, evtl. am Abend des 3. Tages Abführmittel (Laxoberal® auf Anordnung):
Lochien: Vorlage anfangs häufig wechseln. Wöchnerin anleiten.

4) Mobilisation

MOBH OP-Tag: erste Mobilisation nach 4–6 Stunden oder früher.
Thromboseprophylaxe: Bei Varizen T.E.D.®-Strümpfe, bis Mobilität erreicht ist.

6) Atmung, Kreislauf, Temperatur

RR 1 x tgl., bis 3. Tag, wenn o. B. Ø mehr. Temp. und Puls 1 x tgl.

8) Sonstiges

Episiotomie: begutachten. Wenn geschwollen oder blau: Kühlelemente. Naht nicht belasten: Sitzring benutzen. Wunde trocken halten. Wöchnerin beraten.
Gebärmutterrückbildung: Fundusstandkontrolle. Bauchlage empfehlen. Alle 2 Std. zur Toilette, Blase entleeren lassen. Fördert die Uterusrückbildung.
Entlassung: 5.–6. Tag.

Wöchnerin/normale Geburt	Erstellt von St. 52/J.M.	Datum: 3/98

Lfd. Nr.	Pflegebedarf	1. Tag Geburt					2. Tag					3. Tag					4. Tag					5. Tag					6. Tag				
	Problem-Ressourcen	S	T	V	Z	Hz	S	T	V	Z	Hz	S	T	V	Z	Hz	S	T	V	Z	Hz	S	T	V	Z	Hz	S	T	V	Z	Hz
1.	Körperpflege: allgemein		X				X					X					X					X					X				
	Intimpflege		X				X					X					X					X					X				
	Mundpflege	X					X					X					X					X					X				
	Sonstiges:																														
2.	Ernährung: enteral	X					X					X					X					X					X				
	parenteral																														
	Sonstiges:																														
3.	Ausscheidung: Urin		X				X					X					X					X					X				
	Stuhl											X					X					X					X				
	Erbrechen																														
	Drainagen																														
	Sonstiges: **Lochien**				X					X					X					X					X					X	
4.	Mobilität:		X				X					X					X					X					X				
	mit Hilfsmitteln																														
	im Bett	X																													
	strenge Bettruhe																														
	Sonstiges:																														
5.	Kommunikation	X					X					X					X					X					X				
	bes. psychische Belastung																														
	Sonstiges:																														
6.	Atmung: eingeschränkt																														
	Kreislauf: eingeschränkt																														
	Körpertemperatur aus Norm																														
7.	Ruhe/Schlaf gestört durch				X					X					X					X					X					X	
	Schmerz																														
	äußere Bedingungen				X					X					X					X					X					X	
	persönliche Gewohnheiten																														
8.	Sonstiges:																														

	1. Tag	2. Tag	3. Tag	4. Tag	5. Tag	6. Tag
Pflegeplan	MOBH				Entlass-	
	BT				Unters.	
	(WB)					
PPR-Kategorie	A 2/S 1	A 1/S 1	A 1/S 1	A 1/S 1	A 1/S 2	A 1/S 1

Sectio Caesarea	FP. Nr.: 16.051	Frauenklinik 11/98

1) Körperpflege

TW OP-Tag: abends bei Bed. ans WB oder Hilfe im Bett.
2. Tag: morgens ans WB oder Patientin duschen lassen. Duschen nach 24 Std. möglich.
Intimpflege: Patientin je nach Mobilisation am 1. oder 2. Tag Bidet/Closomat erklären.

2) Ernährung

Tag vor OP: Vollkost.
Op-Tag: abends leichte Vollkost, dann Vollkost.
INF Infusionen: postoperativ auf Anordnung der Anästhesie, Restinfusionen.

3) Ausscheidung

EB
BT Urin: DK nach Vollnarkose entfernen. Begleitung WC. Bei Spinalanästhesie eine Stunde vor Mobilisation entfernen.
Stuhl: am 3. postoperativen Tag bei Bedarf abführen (z. B. Milchzucker oder Laxoberal®).
Lochien: Vorlage anfangs häufig wechseln. Patientin anleiten und kontrollieren.

4) Mobilisation

MOBH OP-Tag: erste Mobilisation spätestens nach 6 Std.
Beachte: bei Spinalanästhesie auf Anordnung der Anästhesie.
PRT Prophylaxen: Thromboseprohylase: T.E.D.®-Strümpfe bis zur Entlassung.
Bei geplanten OPs: 1 Amp. Mono-Embolex® am Abend vor OP. Nächste Gabe am OP-Abend.

Bei nicht geplanten OPs:
- OP vor 12.00 Uhr: Abends 1 Amp. Mono Embolex®
- OP zwischen 12.00 u. 16.00 Uhr: Abends 500 i.E. Heparin. Am folgenden Morgen 5000 i.E. Heparin. Am Abend dieses Tages dann 1 Amp. Mono Embolex®. OP zwischen 18.00 und 6.00 Uhr: 5000 i.E. Heparin am Morgen und abends 1 Amp. Mono Embolex®.

6) Atmung, Kreislauf, Temperatur

Am OP-Tag Vitalzeichen um 18–19.00 Uhr und um 22.00 Uhr. Danach 1 x tgl.

8) Sonstiges

VW Verband: VW ab 2. Tag. VW nach dem Duschen, mit Hydrocolloidverband.
Fäden am 7. Tag entfernen, bei Längsschnitt auf Anordnung.
Am OP-Tag Sandsack auflegen.

OP-Vorbereitung:
- 1 Tag vor OP: Aufnahme durch Kreißsaal. Dort Anamnese, BE., EKG, Prämedikation.
- Auf Station Befunde und EKG besorgen und auf Vollständigkeit kontrollieren.
- Rasur (Schamhügel) am OP-Tag.
- Ca. 6.30 Uhr Abruf vom KRS. Prämedikation. Vitalzeichen. Patientin mit Bett in KRS.
- Verba, Sandsack, Lagerungskissen, Hemd, Vorlage, Checkliste Anästhesie mit in OP.

Sectio Caesarea	Erstellt von St. 52/J.M.	Datum: 11/98

Lfd. Nr.	**Pflegebedarf**	Tag vor OP					OP/1. Tag					2. Tag					3.–5. Tag					6. Tag					7. Tag				
	Problem-Ressourcen	S	T	V	Z	Hz	S	T	V	Z	Hz	S	T	V	Z	Hz	S	T	V	Z	Hz	S	T	V	Z	Hz	S	T	V	Z	Hz
1.	Körperpflege: allgemein	X						X					X				X					X					X				
	Intimpflege	X							X				X				X					X					X				
	Mundpflege	X						X					X				X					X					X				
	Sonstiges:																														
2.	Ernährung: enteral	X					X					X					X					X					X				
	parenteral								X																						
	Sonstiges: **Infusion**									X																					
3.	Ausscheidung: Urin	X							X			X					X					X					X				
	Stuhl	X										X					X					X					X				
	Erbrechen																														
	Drainagen:																														
	Sonstiges: **Lochien**									X					X					X					X					X	
4.	Mobilität:	X						X					X				X					X					X				
	mit Hilfsmitteln																														
	im Bett																														
	strenge Bettruhe																														
	Sonstiges:																														
5.	Kommunikation	X					X					X					X					X					X				
	bes. psychische Belastung																														
	Sonstiges:																														
6.	Atmung: eingeschränkt																														
	Kreislauf: eingeschränkt																														
	Körpertemperatur aus Norm																														
7.	Ruhe/Schlaf gestört durch									X					X					X					X					X	
	Schmerz									X					X																
	äußere Bedingungen									X					X					X					X					X	
	persönliche Gewohnheiten																														
8.	Sonstiges:																														
	Pflegeplan						TW					BT					PRT					PRT					PRT				
							MH					PRT															VW 7. T.				
							PRT					MOBH															Entl'unt.:				
							INF					VW															6./7. T.				
							EB																								
							MOBH																								
							BT																								
	PPR-Kategorie	A 1/S 1					A 2/S 2					A 2/S 2					A 1/S 1					A 1/S 1					A 1/S 2				

Abrasio (diagnostisch)	FP. Nr.: xx.xxx	St. 52, 3/98

1) Körperpflege

WB OP-Tag: Hilfe am WB. Dann selbst. Intimpflege mit Closomat erklären.

2) Ernährung

Tag vor OP: Vollkost, abends leichte VK. Essen und trinken bis 22.^{00} Uhr.
OP-Tag: nüchtern. Infusionen lt. Narkoseprotokoll. Nachmittags und abends je nach Befinden leichte Vollkost. Dann VK.

3) Ausscheidung

BT Urin: am OP-Tag zum WC.
Stuhl: wenn kein Stuhlgang, evtl. am Abend des 3. Tages Abführmittel (Laxoberal® auf Anordnung).
Vaginale Blutung: auf stärkere Blutung achten.

4) Mobilisation

MOBH OP-Tag: Hilfe beim Aufstehen
Prophylaxen: T.E.D.®-Strümpfe bei Varizen.

5) Kommunikation

Psychische Belastung, bis der histologische Befund bekannt ist.

6) Atmung, Kreislauf, Temperatur

1 x RR, 1 x Temperatur.

OP-Vorbereitung:
- Abführen: Klysma am Abend vor OP oder Mg.-Sulfat.
- Körperpflege: duschen. Nicht eincremen. Nagellack, Schminke usw. entfernen.
- Bett frisch beziehen, 2. Flügelhemd, Molton, Vorlagen, T.E.D.®-Strümpfe bereitlegen und vor OP anziehen.
- Auf Anordnung: Vaginal Supp.
- Mono-Embolex® am Vorabend, 18.00 Uhr.

Abrasio (diagnostisch)	Erstellt von St. 52/J.M.	Datum: 3/99

Lfd. Nr.	**Pflegebedarf**	Tag vor Abr.					OP/1. Tag					2. Tag					3. Tag					4. Tag				
	Problem-Ressourcen	S	T	V	Z	Hz	S	T	V	Z	Hz	S	T	V	Z	Hz	S	T	V	Z	Hz	S	T	V	Z	Hz
1.	Körperpflege: allgemein	X						X				X					X					X				
	Intimpflege							X																		
	Mundpflege						X																			
	Sonstiges:																									
2.	Ernährung: enteral	X					X					X					X					X				
	parenteral																									
	Sonstiges: **Infusion**									X																
3.	Ausscheidung: Urin	X						X				X					X					X				
	Stuhl		X					X				X					X					X				
	Erbrechen																									
	Drainagen:																									
	Sonstiges:																									
4.	Mobilität:	X						X					X				X					X				
	mit Hilfsmitteln																									
	im Bett																									
	strenge Bettruhe																									
	Sonstiges:																									
5.	Kommunikation	X					X					X					X					X				
	bes. psychische Belastung				X					X					X											
	Sonstiges:																									
6.	Atmung: eingeschränkt																									
	Kreislauf: eingeschränkt																									
	Körpertemperatur aus Norm																									
7.	Ruhe/Schlaf gestört durch																									
	Schmerz																									
	äußere Bedingungen																									
	persönliche Gewohnheiten																									
8.	Sonstiges:																									
	Pflegeplan						**WB**																			
							BT																			
							MOBH																			
							PRT																			
	PPR-Kategorie	**A 1/S 1**					**A 2/S 1**					**A 1/S 1**					**A 1/S 1**									

Konisation	FP. Nr.: xx.xxx	St. 52, 3/98

1) Körperpflege

WB OP-Tag: Hilfe am WB. Dann selbst. Intimpflege mit Closomat erklären (2 x tgl.). Patient aufklären, daß Tamponade bis zum 4. Tag belassen werden muss.

2) Ernährung

Tag vor OP: Vollkost, abends leichte VK.
Trinken bis 22.00 Uhr.

INF OP-Tag: nüchtern. Infusionen lt. Narkoseprotokoll. Abends je nach Befinden leichte Vollkost. Dann VK.

3) Ausscheidung

BT Urin: am OP-Tag nach 6–8 Std. zum WC. Blasenentleerungsstörungen beachten (Tamponade).
Stuhl: wenn kein Stuhlgang, evtl. am Abend des 3. Tages Abführmittel (Laxoberal® auf Anordnung).
Vaginale Blutung: auf stärkere Blutung achten.
Arztinformation auch beim Herausfallen der tamponade. Am 4. Tag a. A. entfernen.

4) Mobilisation

MOBH OP-Tag: Mobilisationshilfe
PRT Prophylaxen: T.E.D.®-Strümpfe am OP-Tag. Länger nur bei Risikofaktoren.

5) Kommunikation

Psychische Belastung, bis der histologische Befund bekannt ist.

6) Atmung, Kreislauf, Temperatur

1 x RR, 1 x Temperatur.

8) Sonstiges

Jeden 2. Tag Mysteclin® Vaginal-Supp. nach Tamponadenentfernung a. A.

OP-Vorbereitung:
- Abführen: Klysma am Abend vor OP.
- Rasur: komplette Schambehaarung am OP-Tag.
- Am OP-Tag Mono-Embolex® 1 Amp.

Konisation	Erstellt von St. 52/J.M.	Datum: 3/99

Lfd. Nr.	**Pflegebedarf**	Tag vor OP					OP-Tag					2. Tag					3. Tag					4.–10. Tag				
	Problem-Ressourcen	S	T	V	Z	Hz	S	T	V	Z	Hz	S	T	V	Z	Hz	S	T	V	Z	Hz	S	T	V	Z	Hz
1.	Körperpflege: allgemein	X						X				X					X					X				
	Intimpflege							X																		
	Mundpflege						X																			
	Sonstiges:																									
2.	Ernährung: enteral	X					X					X					X					X				
	parenteral								X																	
	Sonstiges: **Infusion**									X																
3.	Ausscheidung: Urin	X						X				X					X					X				
	Stuhl		X					X				X					X					X				
	Erbrechen																									
	Drainagen:																									
	Sonstiges:																									
4.	Mobilität:	X						X				X					X					X				
	mit Hilfsmitteln																									
	im Bett						X																			
	strenge Bettruhe																									
	Sonstiges:																									
5.	Kommunikation	X					X					X					X					X				
	bes. psychische Belastung				X					X					X											
	Sonstiges:																									
6.	Atmung: eingeschränkt																									
	Kreislauf: eingeschränkt																									
	Körpertemperatur aus Norm																									
7.	Ruhe/Schlaf gestört durch																									
	Schmerz																									
	äußere Bedingungen																									
	persönliche Gewohnheiten																									
8.	Sonstiges:																									

	Tag vor OP	OP-Tag	2. Tag	3. Tag	4.–10. Tag
Pflegeplan		**WB**			
		INF			
		BT			
		MOHB			
		PRT			
PPR-Kategorie	**A 1/S 1**	**A 2/S 2**	**A 1/S 1**	**A 1/S 1**	**A 1/S 1**

Sterilisation im Wochenbett	FP. Nr.: xx.xxx	St. 52, 3/99

1) Körperpflege

Vor OP selbst duschen, nicht eincremen. Abends Hilfe beim Aufstehen. Körperpflege selbst.

2) Ernährung

OP-Tag: vor OP nüchtern.
Nach OP 6 Stunden nüchtern bleiben. Trinken b. Bed. erlaubt. Abends Vollkost.

INF Restinfusionen.

3) Ausscheidung

BT, BU Nach OP Begleitung zur Toilette oder Anreichen von Utensilien (kreislaufabhängig).

4) Mobilisation

MOBH Nach OP Hilfe beim Aufstehen.

6) Atmung, Kreislauf, Temperatur

Nach OP einmalig Vitalzeichenkontrolle.

8) Sonstiges

Wundversorgung:
täglicher Pflasterwechsel.
Fäden:
werden vom Hausarzt entfernt.

OP-Vorbereitung:
- Rasur: am OP-Tag. Nabelbereich. Nabelpflege mit Wundbenzin.
- Mono-Embolex® am Vortag um 18.00 Uhr.

Sterilisation im Wochenbett	Erstellt von St. 52/J.M.	Datum: 4/97

Lfd. Nr.	**Pflegebedarf**	Tag vor OP					OP-Tag					2. Tag				
	Problem-Ressourcen	S	T	V	Z	Hz	S	T	V	Z	Hz	S	T	V	Z	Hz
1.	Körperpflege: allgemein	X					X					X				
	Intimpflege	X					X					X				
	Mundpflege	X					X					X				
	Sonstiges:															
2.	Ernährung: enteral															
	parenteral															
	Sonstiges: **Infusion**									X						
3.	Ausscheidung: Urin	X						X				X				
	Stuhl		X					X				X				
	Erbrechen															
	Drainagen:															
	Sonstiges:															
4.	Mobilität:	X						X				X				
	mit Hilfsmitteln															
	im Bett						X									
	strenge Bettruhe															
	Sonstiges:															
5.	Kommunikation	X					X					X				
	bes. psychische Belastung															
	Sonstiges:															
6.	Atmung: eingeschränkt															
	Kreislauf: eingeschränkt															
	Körpertemperatur aus Norm															
7.	Ruhe/Schlaf gestört durch															
	Schmerz									X						
	äußere Bedingungen															
	persönliche Gewohnheiten															
8.	Sonstiges:															
	OP-Wunde									X					X	

	Tag vor OP		OP-Tag		2. Tag	
Pflegeplan			BT			
			MOBH			
			INF			
PPR-Kategorie	A 1/S 1		A 2/S 2		A 1/S 1	

5.1.3.2 Allgemeinchirurgie

Cholezystektomie, laparoskopisch
Herniotomie, laparoskopisch
Herniotomie, offen
Appendektomie
Struma

Cholezystektomie, laparoskopisch	FP. Nr.: xx.xxx	Allgemeinchirurgie 6/98

1) Körperpflege

WB OP-Tag: abends wenn möglich ans WB. Hilfe.
WB 1. Tag: morgens Hilfe am WB. Dann selbst.

2) Ernährung

Tag vor OP: morgens Normalkost, mittags Suppe und Nachtisch, abends Tee.
INF OP-Tag: bis 6.00 Uhr Tee erlaubt. 6–8 Stunden nach OP Tee. Infusion a. A.
1. Tag: passierte Kost.
2. Tag: leichte Vollkost.
3. Tag: Normalkost.

3) Ausscheidung

Tag vor OP: abführen mit 1 Supp. Dulcolax®.
BU OP-Tag: Spontanurin nach 6–8 Stunden
3. Tag: wenn kein Stuhlgang, am 3. Tag abführen (Klysma oder Dulcolax®).

4) Mobilisation

MOBH OP-Tag: abends wenn möglich aufstehen.
MOBH 1. Tag: morgens Mobilisation

Prophylaxen:
PRT Thromboseprophylaxe: T.E.D.®-Strümpfe bis zur Entlassung.
Pneumonieprophylaxe:
Op-Tag und 1. Tag 2 x tgl. Pinimenthol®-Einreibung.

6) Atmung, Kreislauf, Temperatur

VZ OP-Tag: lt. Narkoseprotokoll.
1. Tag: 1 x tgl. RR, Puls, Temperatur.

8) Sonstiges

VW Wundversorgung:
Pflasterwechsel jeden 2. Tag.
Fäden:
Je nach Wunde i.d.R. am 7. Tag.

OP-Vorbereitung:

OPVR
- Rasur: Rippenbogen bis einschl. Schambehaarung.
- Nabelreinigung: mit Wattestäbchen und Wundbenzin. Octenisept®-Tupfer über Nacht in Nabel einlegen und bis zur OP belassen.
- Abführen: 1 Supp. Dulcolax® am Vortag (nicht bei akuter Appendizitis).
- Ernährung: mittags vor OP Suppe, abends Tee.

Blutabnahme nach OP:

- kleines Blutbild am 1. Tag.

Cholezystektomie, laparoskopisch	Erstellt von Allgemeinchir./J.M.	Datum: 6/98

5.1.3.2

Lfd. Nr.	Pflegebedarf	Tag vor OP					OP-Tag					1. Tag					2. Tag					3.–6. Tag					7. Tag				
	Problem-Ressourcen	S	T	V	Z	Hz	S	T	V	Z	Hz	S	T	V	Z	Hz	S	T	V	Z	Hz	S	T	V	Z	Hz	S	T	V	Z	Hz
1.	Körperpflege: allgemein	X						X					X				X					X					X				
	Intimpflege							X					X																		
	Mundpflege						X																								
	Sonstiges:																														
2.	Ernährung: enteral	X										X					X					X					X				
	parenteral								X																						
	Sonstiges: **Infusion**									X																					
3.	Ausscheidung: Urin	X						X					X				X					X					X				
	Stuhl		X					X					X				X					X					X				
	Erbrechen																														
	Drainagen																														
	Sonstiges:																														
4.	Mobilität:	X							X				X				X					X					X				
	mit Hilfsmitteln																														
	im Bett							X				X																			
	strenge Bettruhe																														
	Sonstiges:																														
5.	Kommunikation	X					X					X					X					X					X				
	bes. psychische Belastung																														
	Sonstiges:																														
6.	Atmung: eingeschränkt									X																					
	Kreislauf: eingeschränkt									X																					
	Körpertemperatur aus Norm																														
7.	Ruhe/Schlaf gestört durch									X																					
	Schmerz									X					X					X											
	äußere Bedingungen																														
	persönliche Gewohnheiten																														
8.	Sonstiges:																														
	Lap.-Wunden									X					X					X					X					X	

	Tag vor OP	OP-Tag	1. Tag	2. Tag	3.–6. Tag	7. Tag
Pflegeplan	OPVR	WB	WB	PRT		VW
		INF	MOBH			(Fäden)
		BU/BT	PRT			
		MOBH	VW			
		VZ				
		PRT				
PPR-Kategorie	A 1/S 2	A 2/S 2	A 2/S 2	A 1/S 1	A 1/S 1	A 1/S 2

Herniotomie, laparoskopisch	FP. Nr.: xx.xxx	Allgemeinchirurgie 6/98

1) Körperpflege

WB OP-Tag: abends wenn möglich ans WB. Hilfe
WB 1. Tag: morgens Hilfe am WB. Dann selbst.

2) Ernährung

Tag vor OP: Vollkost.
INF OP-Tag: nüchtern. Tee nach 6–8 Std. Infusionen lt. Narkoseprotokoll.
1. Tag: Normalkost.

3) Ausscheidung

Tag vor OP: abführen mit 1 Supp. Dulcolax®.
BU OP-Tag: Spontanurin nach 6–8 Stunden
2. Tag: wenn kein Stuhlgang, abends 2 Drg. Dulcolax®.

4) Mobilisation

MOBH OP-Tag: abends wenn möglich aufstehen.
MOBH 1. Tag: morgens Mobilisation

Prophylaxen:
PRT Thromboseprophylaxe: T.E.D.®-Strümpfe bis zur Entlassung.
Pneumonieprophylaxe:
Op-Tag und 1. Tag 2 x tgl. Pinimenthol®-Einreibung.

6) Atmung, Kreislauf, Temperatur

VZ OP-Tag: lt. Narkoseprotokoll.
1. Tag: 1 x tgl. RR, Puls, Temperatur.

8) Sonstiges

VW Verband: 1. Tag alle Pflaster wechseln. Dann Pflasterwechsel jeden 2. Tag.
Sandsack: am OP-Tag auf Leiste.
Bauchbinde (Verba®): bis zum 2. Tag.
OPVR Fäden: in der Regel am 7. Tag.

OP-Vorbereitung:
- Rasur: Mamillen bis Schambehaarung.
- Abführen: 1 Supp. Dulcolax® am Vortag.
- Nabelreinigung: mit Wattestäbchen und Wundbenzin. Octenisept®-Tupfer über Nacht in Nabel einlegen und bis zur OP belassen.

Blutabnahme nach OP:
- kleines Blutbild am 1. Tag.

Herniotomie, laparoskopisch	Erstellt von Allgemeinchir./J.M.	Datum: 6/98

5.1.3.2

Lfd. Nr.	**Pflegebedarf**	Tag vor OP					OP-Tag					1. Tag					2. Tag					3.–6. Tag					7. Tag				
	Problem-Ressourcen	S	T	V	Z	Hz	S	T	V	Z	Hz	S	T	V	Z	Hz	S	T	V	Z	Hz	S	T	V	Z	Hz	S	T	V	Z	Hz
1.	Körperpflege: allgemein	X						X					X				X					X					X				
	Intimpflege							X					X																		
	Mundpflege						X					X																			
	Sonstiges:																														
2.	Ernährung: enteral	X										X					X					X					X				
	parenteral								X																						
	Sonstiges: **Infusion**									X																					
3.	Ausscheidung: Urin	X						X					X				X					X					X				
	Stuhl		X					X					X				X					X					X				
	Erbrechen																														
	Drainagen																														
	Sonstiges:																														
4.	Mobilität:	X						X					X				X					X					X				
	mit Hilfsmitteln																														
	im Bett						X					X																			
	strenge Bettruhe																														
	Sonstiges:																														
5.	Kommunikation	X					X					X					X					X					X				
	bes. psychische Belastung																														
	Sonstiges:																														
6.	Atmung: eingeschränkt									X																					
	Kreislauf: eingeschränkt									X																					
	Körpertemperatur aus Norm																														
7.	Ruhe/Schlaf gestört durch									X																					
	Schmerz									X																					
	äußere Bedingungen																														
	persönliche Gewohnheiten																														
8.	Sonstiges:																														
	Lap.-Wunden									X					X					X					X					X	

	Tag vor OP	OP-Tag	1. Tag	2. Tag	3.–6. Tag	7. Tag
Pflegeplan	OPVR	WB	WB	PRT		VW
		INF	MOBH			(Fäden)
		BU/BT	PRT			
		MOBH				
		VZ				
		PRT				
PPR-Kategorie	A 1/S 2	A 2/S 2	A 2/S 1	A 1/S 1	A 1/S 1	A 1/S 2

Herniotomie, offen	FP. Nr.: 12.07	Allgemeinchirurgie 6/98

1) Körperpflege

WB OP-Tag: abends wenn möglich ans WB. Hilfe.
WB 1. Tag: morgens Hilfe am WB. Dann selbst.

2) Ernährung

Tag vor OP: Vollkost.
INF OP-Tag: nüchtern. Tee nach 6–8 Std. Infusionen lt. Narkoseprotokoll.
1. Tag: Normalkost.

3) Ausscheidung

Tag vor OP: abführen mit 1 Supp. Dulcolax®.
BU OP-Tag: Spontanurin nach 6–8 Stunden
2. Tag: wenn kein Stuhlgang, abends 2 Drg. Dulcolax®.

4) Mobilisation

MOBH OP-Tag: abends wenn möglich aufstehen.
MOBH 1. Tag: morgens Mobilisation

Prophylaxen:
PRT Thromboseprophylaxe: T.E.D.®-Strümpfe bis zur Entlassung.
Pneumonieprophylaxe:
OP-Tag und 1. Tag 2 x tgl. Pinimenthol®-Einreibung.

6) Atmung, Kreislauf, Temperatur

VZ OP-Tag: lt. Narkoseprotokoll.
1. Tag: 1 x tgl. RR, Puls, Temperatur.

8) Sonstiges

VW Verband: 1. Verbandwechsel am 2. Tag, wenn Redons gezogen werden. Dann Pflasewechsel jeden 2. Tag.
Redon(s): am 2. Tag ziehen.
Sandsack: am OP-Tag auf Leiste.
Bauchbinde (Verba®): bis Redons gezogen werden.
Fäden: in der Regel am 7. Tag.

OP-Vorbereitung:

OPVR
- Rasur: ab Nabel bis komplette Schambehaarung und ca. 20 cm Oberschenkel.
- Abführen: 1 Supp. Dulcolax® am Vortag.

Herniotomie, offen Erstellt von Allgemeinchir./J.M. Datum: 6/98

Lfd. Nr.	**Pflegebedarf**	Tag vor OP					OP-Tag					1. Tag					2. Tag					3.–6. Tag					7. Tag				
	Problem-Ressourcen	S	T	V	Z	Hz	S	T	V	Z	Hz	S	T	V	Z	Hz	S	T	V	Z	Hz	S	T	V	Z	Hz	S	T	V	Z	Hz
1.	Körperpflege: allgemein	X						X					X				X					X					X				
	Intimpflege							X					X																		
	Mundpflege						X					X																			
	Sonstiges:																														
2.	Ernährung: enteral	X										X					X					X					X				
	parenteral								X																						
	Sonstiges: **Infusion**									X																					
3.	Ausscheidung: Urin	X						X					X				X					X					X				
	Stuhl		X					X					X				X					X					X				
	Erbrechen																														
	Drainagen: **Redon**									X					X					X											
	Sonstiges:																														
4.	Mobilität:	X						X					X				X					X					X				
	mit Hilfsmitteln																														
	im Bett							X				X																			
	strenge Bettruhe																														
	Sonstiges:																														
5.	Kommunikation	X					X					X					X					X					X				
	bes. psychische Belastung																														
	Sonstiges:																														
6.	Atmung: eingeschränkt									X																					
	Kreislauf: eingeschränkt									X																					
	Körpertemperatur aus Norm																														
7.	Ruhe/Schlaf gestört durch									X																					
	Schmerz									X																					
	äußere Bedingungen																														
	persönliche Gewohnheiten																														
8.	Sonstiges:																														
	OP-Wunden									X					X					X					X					X	

	Tag vor OP	OP-Tag	1. Tag	2. Tag	3.–6. Tag	7. Tag
Pflegeplan	OPVR	WB	WB	PRT		VW
		INF	BU/BT	VW		(Fäden)
		BU/BT	PRT			
		MOBH	MOBH			
		VZ				
		PRT				
PPR-Kategorie	A 1/S 2	A 2/S 2	A 2/S 1	A 1/S 2	A 1/S 1	A 1/S 2

Appendektomie	FP. Nr.: 12.05	Allgemeinchirurgie 6/98

1) Körperpflege

WB OP-Tag: abends wenn möglich ans WB. Hilfe
WB 1. Tag: morgens Hilfe am WB. Dann selbst.

2) Ernährung

INF Tag vor OP: morgens Normalkost. Mittags und abends Suppe. Bei akuter Appendizitis: Nüchtern lassen.
INF OP-Tag: 6–8 Stunden nach OP Tee. Infusionen a. A.
INF 1. Tag: Tee. Infusionen: 2 l Ringer Lactat® oder auf Anordnung
2. Tag: Tee und Zwieback. Infusionen: 2 l Ringer Lactat® oder a. A.
ZE 3. Tag: nach Abführen Suppe, Brei
4. Tag: passierte Kost.
5. Tag: leichte Vollkost.

3) Ausscheidung

Tag vor OP: abführen mit 1 Supp. Dulcolax® oder Klysma®. Akute Appendizitis nicht abführen.
BU OP-Tag: Spontanurin nach 6–8 Stunden
3. Tag: wenn kein Stuhlgang, am 3. Tag abführen (Klysma®).

4) Mobilisation

MOBH OP-Tag: abends wenn möglich aufstehen.
MOBH 1. Tag: morgens Mobilisation

Prophylaxen:
PRT Thromboseprophylaxe: T.E.D.®-Strümpfe bis zur Entlassung.
Pneumonieprophylaxe: OP-Tag und 1. Tag 2 x tgl. Pinimenthol®-Einreibung.

6) Atmung, Kreislauf, Temperatur

VZ OP-Tag: lt. Narkoseprotokoll.
1. Tag: 1 x tgl. RR, Puls, Temperatur.

8) Sonstiges

VW Verband: Pflasterwechsel jeden 2. Tag.
Fäden: je nach Wunde ca. 6.–7. Tag.

OP-Vorbereitung:

OPVR
- Rasur: Rippenbogen bis einsch. Schambehaarung.
- Abführen: 1 Supp. Dulcolax® am Vortag (nicht bei akturer Appendizitis).
- Ernährung: abends vor OP Suppe. Dann nüchtern.

Blutabnahme nach OP:
- kleines Blutbild am 1. Tag.

Appendektomie, offen Erstellt von Allgemeinchir./J.M. Datum: 6/98

5.1.3.2

Lfd. Nr.	**Pflegebedarf**	Tag vor OP					OP-Tag					1. Tag					2. Tag					3. Tag					4.–6. Tag				
	Problem-Ressourcen	S	T	V	Z	Hz	S	T	V	Z	Hz	S	T	V	Z	Hz	S	T	V	Z	Hz	S	T	V	Z	Hz	S	T	V	Z	Hz
1.	Körperpflege: allgemein	X						X					X				X					X					X				
	Intimpflege							X					X																		
	Mundpflege						X					X																			
	Sonstiges:																														
2.	Ernährung: enteral	X															X					X					X				
	parenteral								X					X					X												
	Sonstiges: **Infusion**									X					X					X											
3.	Ausscheidung: Urin	X						X					X				X					X					X				
	Stuhl		X					X					X				X					X					X				
	Erbrechen																														
	Drainagen																														
	Sonstiges:																														
4.	Mobilität:	X						X					X				X					X					X				
	mit Hilfsmitteln																														
	im Bett							X				X																			
	strenge Bettruhe																														
	Sonstiges:																														
5.	Kommunikation	X					X					X					X					X					X				
	bes. psychische Belastung																														
	Sonstiges:																														
6.	Atmung: eingeschränkt									X																					
	Kreislauf: eingeschränkt									X																					
	Körpertemperatur aus Norm																														
7.	Ruhe/Schlaf gestört durch									X																					
	Schmerz									X					X																
	äußere Bedingungen																														
	persönliche Gewohnheiten																														
8.	Sonstiges:																														
	OP-Wunde									X					X					X					X					X	

	Tag vor OP	OP-Tag	1. Tag	2. Tag	3. Tag	4.–6. Tag
Pflegeplan	OPVR	WB	WB	PRT	ZE	VWa. 6. T.
		INF	BU/BT	INF		(Fäden)
		BU/BT	PRT			
		MOBH	MOBH			
		VZINF				
		PRT				
PPR-Kategorie	A 1/S 2	A 2/S 2	A 2/S 1	A 1/S 2	A 1/S 1	A 1/S 2

Struma	FP. Nr.: 2.01/2.02	Allgemeinchirurgie 6/98

1) Körperpflege

WB OP-Tag: abends wenn möglich ans WB. Hilfe
WB 1. Tag: morgens Hilfe am WB. Dann selbst.

2) Ernährung

Tag vor OP: Vollkost.
INF OP-Tag: nüchtern. Tee nach 6–8 Std. Infusionen lt. Narkoseprotokoll.
1. Tag: Normalkost, weich (Schluckbeschwerden).

3) Ausscheidung

Tag vor OP: abführen mit 1 Supp. Dulcolax®.
BU OP-Tag: Spontanurin nach 6–8 Stunden
2. Tag: wenn kein Stuhlgang, 1 Supp. Dulcolax®.

4) Mobilisation

MOBH OP-Tag: abends wenn möglich aufstehen.
MOBH 1. Tag: morgens Mobilisation.

Prophylaxen:
PRT Thromboseprophylaxe: T.E.D.®-Strümpfe bis zur Entlassung.
Pneumonieprophylaxe: OP-Tag und 1. Tag 2 x tgl. Pinimenthol®-Einreibung.

6) Atmung, Kreislauf, Temperatur

VZ OP-Tag: lt. Narkoseprotokoll. Auf Nachblutung achten. Sprechen lassen.
1. Tag und folgende Tage: 1x tgl. RR, Puls, Temperatur.

8) Sonstiges

VW Verband:
VW 1. Tag: Verband verkleinern.
2. Tag: Redons a. A. ziehen. Verband.
3. Tag: Pflaster oder Kompresse über Naht.
Redon(s): am 2. Tag ziehen.
VW Fäden: in der Regel am 6. Tag ziehen.

OP-Vorbereitung:
- Rasur: von Mamille bis zum Kinn.
- Abführen: 1 Supp. Dulcolax® am Vortag.

Blutabnahme nach OP:
- kleines Blutbild und Calcium am 1. Tag.

Struma Erstellt von Allgemeinchir./J.M. Datum: 6/98 5.1.3.2

Lfd. Nr.	Pflegebedarf	Tag vor OP					OP-Tag					1. Tag					2. Tag					3.–5. Tag					6. Tag				
	Problem-Ressourcen	S	T	V	Z	Hz	S	T	V	Z	Hz	S	T	V	Z	Hz	S	T	V	Z	Hz	S	T	V	Z	Hz	S	T	V	Z	Hz
1.	Körperpflege: allgemein	X						X					X				X					X					X				
	Intimpflege							X					X																		
	Mundpflege						X					X																			
	Sonstiges:																														
2.	Ernährung: enteral	X										X					X					X					X				
	parenteral								X																						
	Sonstiges: **Infusion**									X																					
3.	Ausscheidung: Urin	X						X					X				X					X					X				
	Stuhl		X					X					X				X					X					X				
	Erbrechen																														
	Drainagen: **Redons**									X					X					X											
	Sonstiges:																														
4.	Mobilität:	X							X				X				X					X					X				
	mit Hilfsmitteln																														
	im Bett							X				X																			
	strenge Bettruhe																														
	Sonstiges:																														
5.	Kommunikation	X						X				X					X					X					X				
	bes. psychische Belastung																														
	Sonstiges:																														
6.	Atmung: eingeschränkt									X																					
	Kreislauf: eingeschränkt									X																					
	Körpertemperatur aus Norm																														
7.	Ruhe/Schlaf gestört durch									X					X																
	Schmerz									X					X																
	äußere Bedingungen																														
	persönliche Gewohnheiten																														
8.	Sonstiges:																														
	OP-Wunde									X					X					X					X					X	
	Pflegeplan						WB					WB					DR										VW				
							INF					BT					PRT										(Fäden)				
							BU/BT					DR					VW														
							DR					MOBH																			
							MOBH					PRT																			
							VZ					VW																			
	PPR-Kategorie	A 1/S 1					A 2/S 2					A 2/S 2					A 1/S 2					A 1/S 1					A 1/S 2				

5.1.3.3 Unfallchirurgie

TEP bei Coxarthrose
TEP-Wechsel
TEP nach Schenkelhalsfraktur
Knie-TEP
DHS
Materialentfernung
Sprunggelenksfraktur
Arthroskopie
Hallux valgus

TEP bei Coxarthrose	FP. Nr.: 17.06	Korrektur: 8/98

1) Körperpflege

Tag vor OP: selbst.
OP-Tag: in der Regel auf der Übergangseinheit.
TW 1.–3. Tag: Teil- oder Ganzwäsche
MH im Bett. Mundpflege richten.
TW 4.–5. Tag: Teilwäsche am WB (auf dem Nachtstuhl).
WB 6.–10. Tag: Hilfe am WB. Duschen bei Bedarf. Dann selbst.

2) Ernährung

OP-Tag: bis 6.00 Uhr Wasser/Tee. Dann nüchtern.
Nach OP: Normalkost lt. Narkoseprotokoll.

3) Ausscheidung

EB DK (wird im OP gelegt) bleibt bis ca. 3. Tag (wenn Redons gezogen werden).
BT/BU Dann Begleitung zum WC bzw. Urinflasche/Bettschüssel.
Bei Bedarf am 3. Tag abführen.

4) Mobilisation

LAG 4 1.–3. Tag: Bettruhe.
MOB 4 Ab 3. Tag: Mobilisation durch KG bzw. 2 Pflegende. Das Bett über die operierte Seite verlassen, über die gesunde Seite wieder einsteigen. Beim Drehen ein Kissen zwischen die Beine legen.
4. Tag: mit KG in Gehwagen. Pflege: Nachtstuhl.
MOBH 5.–10. Tag: Gehstützen mit Hilfe KG oder Pflege.

Prophylaxen:
PRT Thrombose: T.E.D.®-Strumpf gesundes Bein. Betroffenes Bein bis Oberschenkel wickeln, bis Redons gezogen sind. Danach T.E.D.®-Strumpf.
Pneumonie: bei gefährdeten Patienten lt. Standard At 1.
PRD Dekubitus: Ferse in Schiene frei lagern (Ulmer Handschuh). Bis 5. Tag mindestens 4stdl. Mobilisation oder Lagerung.

6) Atmung, Kreislauf, Temperatur

Nach OP lt. Narkoseprotokoll. Sonst nach Bedarf.
Mindestens 1xRR. Bis 3. Tag 2xtgl. Temperatur rektal.

8) Sonstiges

VW Verband*: erster Verband, wenn Redons gezogen werden. Dann transparenten Hydrokolloidverband oder bei Sekretion mit Saugkompresse.
DR Redons: 2–3 Redirop®. Am 2. oder 3. Tag ziehen*.
VW Klammern: am 12. Tag ziehen*. Steristrips.
PT Eis: 2xtgl., bis die Klammern gezogen werden.
TEP-Schiene vor OP ins Bett
Bettgitter auf die gesunde Seite, bis Patient mobil ist*.

Entlassung: ca. 14.–18. Tag*.

OP-Vorbereitung:
Rasur lt. Standard am OP-Tag.

* *Beachte ärztliche Anordnungspflicht.*

TEP bei Coxarthrose	Erstellt von Unfallchir./J.M.	Datum: 8/98

5.1.3.3

Lfd. Nr.	**Pflegebedarf**	1. Tag					2. Tag					3. Tag					4./5. Tag					6.–10. Tag					11.–18. Tag				
	Problem-Ressourcen	S	T	V	Z	Hz	S	T	V	Z	Hz	S	T	V	Z	Hz	S	T	V	Z	Hz	S	T	V	Z	Hz	S	T	V	Z	Hz
1.	Körperpflege: allgemein		X					X					X					X					X				X				
	Intimpflege			X					X					X				X					X				X				
	Mundpflege		X					X					X				X					X					X				
	Sonstiges:																														
2.	Ernährung: enteral	X					X					X					X					X					X				
	parenteral																														
	Sonstiges:																														
3.	Ausscheidung: Urin			X					X					X				X					X				X				
	Stuhl		X					X					X					X					X				X				
	Erbrechen																														
	Drainagen				X					X					X																
	Sonstiges: **DK**				X					X					X																
4.	Mobilität:			X					X					X					X				X				X				
	mit Hilfsmitteln																		X				X				X				
	im Bett		X					X					X					X				X					X				
	strenge Bettruhe				X																										
	Sonstiges:																														
5.	Kommunikation	X					X					X					X					X					X				
	bes. psychische Belastung																														
	Sonstiges:																														
6.	Atmung: eingeschränkt																														
	Kreislauf: eingeschränkt																														
	Körpertemperatur aus Norm																														
7.	Ruhe/Schlaf gestört durch																														
	Schmerz																														
	äußere Bedingungen																														
	persönliche Gewohnheiten																														
8.	Sonstiges:																														
	OP-Wunde				X					X					X					X					X					X	
	Pflegeplan	TW					TW					TW					TW					WB					PT b. 11.T				
		MH					MH					MH					BU/BT					BU/BT					VWa. 12.T				
		EB					EB					EB					MOB 4					MOBH					PRT				
		DR					DR					DR					PRT					PRT									
		LAG 4					LAG 4					LAG 4					PT					PT									
		PRT					PRT					PRT																			
		PRD					PRD					PRD																			
		VW					VW					VW																			
		PT					PT					PT																			
	PPR-Kategorie	A 3/S 2					A 3/S 2					A 3/S 2					A 3/S 2					A 1/S 1					A1/S1(S2)				

TEP-Wechsel	FP. Nr.: 17.07	Korrektur: 8/98

1) Körperpflege

Tag vor OP: selbst.
OP-Tag: in der Regel auf der Übergangseinheit.
TW 1.–3. Tag: Teil- oder Ganzwäsche
MH im Bett. Mundpflege richten.
TW 4.–5. Tag: Teilwäsche am WB (auf dem Nachtstuhl).
WB 6.–10. Tag: Hilfe am WB. Duschen bei Bedarf. Dann selbst.

2) Ernährung

OP-Tag: bis 6.00 Uhr Wasser/Tee. Dann nüchtern.
Nach OP: Normalkost lt. Narkoseprotokoll.

3) Ausscheidung

EB DK (wird im OP gelegt) bleibt bis ca. 3. Tag (wenn Redons gezogen werden).
BT/BU Dann Begleitung zum WC bzw. Urinflasche/Bettschüssel bis ca. 10. Tag.
Bei Bedarf am 3. Tag abführen.

4) Mobilisation

LAG 4 1.–3. Tag: Bettruhe (solange Redons liegen).
MOB 4 Ab 4. Tag: Mobilisation durch KG bzw. 2 Pflegende. Das Bett über die operierte Seite verlassen, über die gesunde Seite wieder einsteigen. Beim Drehen ein Kissen zwischen die Beine legen. Nachtstuhl.
MOBH 6. Tag: mit KG in Gehwagen.
7.–10. Tag: Gehstützen mit Hilfe KG/Pflege. Dann selbst.

Prophylaxen:
PRT Thrombose: T.E.D.®-Strumpf gesundes Bein. Betroffenes Bein bis Oberschenkel wickeln, bis Redons gezogen sind. Danach T.E.D.®-Strumpf.
Pneumonie: bei gefährdeten Patienten lt. Standard At 1.
PRD Dekubitus: Ferse in Schiene frei lagern (Ulmer Handschuh). Bis 5. Tag mindestens 4 stdl. Mobilisation oder Lagerung.

6) Atmung, Kreislauf, Temperatur

Nach OP lt. Narkoseprotokoll. Sonst nach Bedarf.
Mindestens 1 x RR. Bis 3. Tag 2 x tgl. Temperatur rektal.

8) Sonstiges

VW Verband*: erster Verband, wenn Redons gezogen werden. Dann transparenten Hydrokolloidverband oder bei Sekretion mit Saugkompresse.
DR Redons: 2–3 Redirop®. Am 2. oder 3. Tag ziehen*.
VW Klammern: am 12. Tag ziehen*. Steristrips.
PT Eis: 2 x tgl., bis die Klammern gezogen werden.
TEP-Schiene vor OP ins Bett
Bettgitter auf die gesunde Seite, bis Patient mobil ist*.

Entlassung: ca. 15.–18. Tag*.

OP-Vorbereitung:
Rasur lt. Standard am OP-Tag.

** Beachte ärztliche Anordnungspflicht.*

TEP-Wechsel	Erstellt von Unfallchir./J.M.	Datum: 8/98

Lfd. Nr.	**Pflegebedarf**	1. Tag					2. Tag					3. Tag					4./5. Tag					6.–10. Tag					11.–18. Tag				
	Problem-Ressourcen	S	T	V	Z	Hz	S	T	V	Z	Hz	S	T	V	Z	Hz	S	T	V	Z	Hz	S	T	V	Z	Hz	S	T	V	Z	Hz
1.	Körperpflege: allgemein		X					X					X					X					X				X				
	Intimpflege			X					X					X				X					X				X				
	Mundpflege		X					X					X				X					X					X				
	Sonstiges:																														
2.	Ernährung: enteral	X					X					X					X					X					X				
	parenteral																														
	Sonstiges:																														
3.	Ausscheidung: Urin			X					X					X				X					X				X				
	Stuhl		X					X					X					X					X				X				
	Erbrechen																														
	Drainagen				X					X					X																
	Sonstiges: **DK**				X					X					X																
4.	Mobilität:			X					X					X					X				X				X				
	mit Hilfsmitteln																		X				X				X				
	im Bett		X					X					X					X				X					X				
	strenge Bettruhe				X																										
	Sonstiges:																														
5.	Kommunikation	X					X					X					X					X					X				
	bes. psychische Belastung																														
	Sonstiges:																														
6.	Atmung: eingeschränkt																														
	Kreislauf: eingeschränkt																														
	Körpertemperatur aus Norm																														
7.	Ruhe/Schlaf gestört durch																														
	Schmerz																														
	äußere Bedingungen																														
	persönliche Gewohnheiten																														
8.	Sonstiges:																														
	OP-Wunde				X					X					X					X					X					X	
	Pflegeplan	TW					TW					TW					TW					WB					PT b. 11.T				
		MH					MH					MH					BU/BT					BU/BT					VWa. 12.T				
		EB					EB					EB					MOB 4					MOBH					PRT				
		DR					DR					DR					PRT					PRT									
		LAG 4					LAG 4					LAG 4					PT					PT									
		PRT					PRT					PRT																			
		PRD					PRD					PRD																			
		PT					PT					VW																			
												PT																			
	PPR-Kategorie	A 3/S 2					A 3/S 2					A 3/S 2					A 3/S 2					A 2/S 2					A1/S1(S2)				

TEP nach Schenkelhalsfraktur	FP. Nr.: 17.01	Korrektur: 8/98

1) Körperpflege

OP-Tag: in der Regel auf der Übergangseinheit.
TW 1.–3. Tag: Teil- oder Ganzwäsche
MH im Bett. Mundpflege richten.
TW 4.–5. Tag: Teilwäsche am WB (auf dem Nachtstuhl).
WB 6.–10. Tag: Hilfe am WB. Duschen bei Bedarf. Dann selbst.

2) Ernährung

OP-Tag: bis 6.00 Uhr Wasser/Tee. Dann nüchtern.
Nach OP: Normalkost lt. Narkoseprotokoll.

3) Ausscheidung

KL Bei Aufnahme DK legen. Bleibt bis
EB ca. 3. Tag. Bei Bedarf u.U. länger*.
BT/BU Dann Begleitung zum WC bzw. Urinflasche/Bettschüssel bis ca. 12. Tag.
Bei Bedarf am 3. Tag abführen.

4) Mobilisation

LAG 4 1.–3. Tag: Bettruhe (solange Redons liegen).
MOB 4 Ab 4. Tag: Mobilisation durch KG bzw. 2 Pflegende. Das Bett über die operierte Seite verlassen, über die gesunde Seite wieder einsteigen. Beim Drehen ein Kissen zwischen die Beine legen. Nachtstuhl.
MOBH 5.–13. Tag: mit KG in Gehwagen oder Nachtstuhl (Pflege).
Ab 13. Tag: Gehstützen mit Hilfe KG/Pflege.

Prophylaxen:
PRT Thrombose: T.E.D.®-Strumpf gesundes Bein. Betroffenes Bein bis Oberschenkel wickeln, bis Redons gezogen sind. Danach T.E.D.®-Strumpf.
Pneumonie: bei gefährdeten Patienten lt. Standard At 1.
PRD Dekubitus: Ferse in Schiene frei lagern (Ulmer Handschuh). Bis 5. Tag mindestens 4 stdl. Mobilisation oder Lagerung.

6) Atmung, Kreislauf, Temperatur

Nach OP lt. Narkoseprotokoll. Sonst nach Bedarf.
Mindestens 1 x RR. Bis 3. Tag 2 x tgl. Temperatur rektal.

8) Sonstiges

VW Verband*: erster Verband, wenn Redons gezogen werden. Dann transparenten Hydrokolloidverband oder bei Sekretion mit Saugkompresse.
DR Redons: 2–3 Redirop®. Am 2. oder 3. Tag ziehen*.
VW Klammern: am 10.–12. Tag ziehen*. Steristrips.
PT Eis: 2 x tgl., bis die Klammern gezogen werden.
TEP-Schiene vor OP ins Bett
Bettgitter auf die gesunde Seite, bis Patient mobil ist*.

Entlassung: je nach Reha-Termin z. B. 18.–20. Tag*.

OP-Vorbereitung:
Rasur lt. Standard am OP-Tag.

* *Beachte ärztliche Anordnungspflicht.*

5.1.3.3

TEP nach Schenkelhalsfraktur Erstellt von Unfallchir./J.M. Datum: 8/98

Lfd. Nr.	**Pflegebedarf**	Tag vor OP					1. Tag					2./3. Tag					4./5. Tag					6./7. Tag					8.–20. Tag				
	Problem-Ressourcen	S	T	V	Z	Hz	S	T	V	Z	Hz	S	T	V	Z	Hz	S	T	V	Z	Hz	S	T	V	Z	Hz	S	T	V	Z	Hz
1.	Körperpflege: allgemein			X				X					X					X					X					X			
	Intimpflege			X					X					X					X					X				X			
	Mundpflege		X					X					X				X					X					X				
	Sonstiges:																														
2.	Ernährung: enteral	X					X					X					X					X					X				
	parenteral																														
	Sonstiges:																														
3.	Ausscheidung: Urin			X					X					X				X					X					X			
	Stuhl			X				X					X					X					X					X			
	Erbrechen																														
	Drainagen									X					X																
	Sonstiges: **DK**				X					X					X																
4.	Mobilität:			X					X					X					X				X					X			
	mit Hilfsmitteln																														
	im Bett			X				X					X					X				X					X				
	strenge Bettruhe				X					X					X																
	Sonstiges:																														
5.	Kommunikation	X					X					X					X					X					X				
	bes. psychische Belastung																														
	Sonstiges:																														
6.	Atmung: eingeschränkt																														
	Kreislauf: eingeschränkt																														
	Körpertemperatur aus Norm																														
7.	Ruhe/Schlaf gestört durch				X																										
	Schmerz				X																										
	äußere Bedingungen																														
	persönliche Gewohnheiten																														
8.	Sonstiges:																														
	OP-Wunde									X					X					X					X					X	
	Pflegeplan	GW					TW					TW					TW					TW					WB				
		MH					MH					MH					BU/BT					BU/BT					BU/BT				
		KL					EB					EB					MOB 4					MOBH					MOBH				
		EB					LAG 4					LAG 4					PRT					PRT					PRT				
		LAG 4					PRT					PRT					PT					PT					VWa.12.T				
		PRT					PRD					PRD															PT b. 11.T				
		PRD					VW					VW																			
							PT					PT																			
							DR					DR																			
	PPR-Kategorie	A 3/S 2					A 3/S 2					A 3/S 2					A 3/S 2					A 2/S 2					A2/S1(S2)				

Knie-TEP	FP. Nr.: 17.09	Korrektur: 8/98

1) Körperpflege

OP-Tag: in der Regel auf der Übergangseinheit.
TW 1.–3. Tag: Teil- oder Ganzwäsche
MH im Bett. Mundpflege richten.
WB 4.–7. Tag: mit Nachtstuhl ans WB. Hilfe.
8.–11. Tag: mit Gehstöcken ans WB. Dann selbst.

2) Ernährung

OP-Tag: bis 6.00 Uhr Wasser/Tee. Dann nüchtern.
Nach OP: Normalkost lt. Narkoseprotokoll.

3) Ausscheidung

EB Im OP wird DK gelegt. Bleibt bei Männern ca. bis 2. Tag, bei Frauen ca. bis 3. Tag.
BT/BU Dann Bettschüssel/Urinflasche bzw. mit Nachtstuhl aufs WC.
Bei Bedarf am 3. Tag abführen.

4) Mobilisation

LAG 4 1.–2. Tag: Bettruhe. Darf mit Kissen zwischen den Beinen gedreht werden.
MOB 4 3.–7. Tag: Mobilisation durch KG auf den Nachtstuhl. Mit KG in Gehwagen. Bewegungsschiene. In dieser Zeit (5.–7. Tag) wird auf Anordnung die Gipsschiene entfernt*.
MOBH 8.–12. Tag: Gehstützen mit Hilfe KG/Pflege. Dann selbst.

Prophylaxen:
PRT Thrombose: T.E.D.®-Strumpf gesundes Bein. Betroffenes Bein T.E.D.®-Strumpf, wenn die Schiene entfernt ist.
Pneumonie: bei gefährdeten Patienten lt. Standard At 1.
PRD Dekubitus: bis 7. Tag mindestens 4stdl. Mobilisation oder Lagerung. Ferse gesundes Bein durch Kissen freilagern.

6) Atmung, Kreislauf, Temperatur

Nach OP lt. Narkoseprotokoll. Sonst nach Bedarf.
Mindestens 1xRR. Bis 3. Tag 2xtgl. Temperatur rektal.

8) Sonstiges

VW Verband*: nach 24 Stunden Druckverband entfernen. Erster Verband, wenn Redons gezogen werden. Dann tgl. VW., bis Gipsschiene entfernt ist (5.–7. Tag).
DR Redons: 1 Redirop®, 1 Redon; am 2.–3. Tag ziehen*.
VW Klammern: am 12. Tag ziehen*. Steristrips.
PT Eis: 2xtgl., bis die Klammern gezogen werden.

Entlassung: ca. 16.–20. Tag*.

OP-Vorbereitung:
Rasur lt. Standard (Betroffenes Knie. Danach mit Dibromol® einsprühen und in steriles Tuch wickeln).

* *Beachte ärztliche Anordnungspflicht.*

Knie-TEP	Erstellt von Unfallchir./J.M.	Datum: 8/98

5.1.3.3

Lfd. Nr.	Pflegebedarf	1. Tag					2. Tag					3. Tag					4.–7. Tag					8.–12. Tag					13.–20. Tag				
	Problem-Ressourcen	S	T	V	Z	Hz	S	T	V	Z	Hz	S	T	V	Z	Hz	S	T	V	Z	Hz	S	T	V	Z	Hz	S	T	V	Z	Hz
1.	Körperpflege: allgemein		X					X					X					X					X				X				
	Intimpflege			X					X					X			X					X				X					
	Mundpflege		X					X					X				X					X				X					
	Sonstiges:																														
2.	Ernährung: enteral	X					X					X					X					X					X				
	parenteral																														
	Sonstiges:																														
3.	Ausscheidung: Urin			X					X				X	X				X					X				X				
	Stuhl		X					X					X					X					X				X				
	Erbrechen																														
	Drainagen				X					X					X																
	Sonstiges: **DK**				X					X					X(Fr)																
4.	Mobilität:			X					X					X				X					X				X				
	mit Hilfsmitteln													X				X					X				X				
	im Bett		X					X					X				X					X					X				
	strenge Bettruhe				X					X																					
	Sonstiges:																														
5.	Kommunikation	X					X					X					X					X					X				
	bes. psychische Belastung																														
	Sonstiges:																														
6.	Atmung: eingeschränkt																														
	Kreislauf: eingeschränkt																														
	Körpertemperatur aus Norm																														
7.	Ruhe/Schlaf gestört durch																														
	Schmerz																														
	äußere Bedingungen																														
	persönliche Gewohnheiten																														
8.	Sonstiges: **OP-Wunde**				X					X					X					X					X					X	
	Gipsschiene				X					X					X					X											

	1. Tag	2. Tag	3. Tag	4.–7. Tag	8.–12. Tag	13.–20. Tag
Pflegeplan	TW	TW	TW	WB	WB	PRT
	MH	MH	MH	BU/BT	BU/BT	
	EB	EB	EB/BU	MOB 4	MOBH	
	DR	DR	DR	PRT	PRT	
	LAG 4	LAG 4	MOB 4	VW	PT	
	PRT	PRT	PRT	PT	VWa.12.T	
	PRD	PRD	PRD			
	PT	PT	PT			
	VW		VW			
PPR-Kategorie	A 3/S 2	A 3/S 2	A 3/S 2	A 2/S 2	A 2/S 2	A 1/S 1

DHS	FP. Nr.: 17.03	Korrektur: 8/98

1) Körperpflege

OP-Tag: in der Regel auf der Übergangseinheit.

TW 1.–3. Tag: Teil- oder Ganzwäsche
MH im Bett. Mundpflege richten.
TW 4.–7. Tag: Teilwäsche im Bett und Hilfe am WB (auf dem Nachtstuhl).
WB 8. Tag bis Entlassung: Hilfe am WB.

2) Ernährung

OP-Tag: bis 6.00 Uhr Wasser/Tee. Dann nüchtern.
Nach OP: Normalkost lt. Narkoseprotokoll.

3) Ausscheidung

KL Bei Aufnahme DK legen.
EB Bleibt bei Männern ca. 1 Tag, bei Frauen ca. 3 Tage. Bei Bedarf u. U. länger*.
BT/BU Dann Begleitung zum WC bzw. Urinflasche/Bettschüssel bis zur Entlassung.
Bei Bedarf am 3. Tag abführen.

4) Mobilisation

LAG 4 Vor OP Extension. Bettruhe.
1.–2. Tag: Bettruhe (solange Redons liegen).
MOB 4 Ab 3. Tag: Mobilisation durch KG auf den Nachtstuhl. Mit KG in Gehwagen.
MOBH Ab 10. Tag bis Entlassung: Gehstützen mit Hilfe KG/Pflege oder Gehwagen. Belastung ab Mobilisation erlaubt*.

Prophylaxen:
PRT Thrombose: T.E.D.®-Strumpf gesundes Bein. Betroffenes Bein bis Oberschenkel wickeln, bis Redons gezogen sind. Danach T.E.D.®-Strumpf.
Pneumonie: bei gefährdeten Patienten lt. Standard At 1.
Dekubitus: bis 9. Tag mindestens 4stdl. Mobilisation oder Lagerung.

6) Atmung, Kreislauf, Temperatur

Nach OP lt. Narkoseprotokoll. Sonst nach Bedarf.
Mindestens 1 x RR. Bis 3. Tag 2 x tgl. Temperatur rektal.

8) Sonstiges

VW Verband*: erster Verband, wenn Redons gezogen werden. Dann transparenten Hydrokolloidverband oder bei Sekretion mit Saugkompresse.
DR Redons: am 2. oder 3. Tag ziehen*.
VW Klammern: am 12. Tag ziehen*. Steristrips.
PT Eis: 2 x tgl., bis die Klammern gezogen werden.
TEP-Schiene vor OP ins Bett
Bettgitter auf die gesunde Seite, bis Patient mobil ist*.

Entlassung: je nach Reha-Termin z. B. 18.–20. Tag*.

OP-Vorbereitung:
Rasur lt. Standard (Außenseite OS von der Leiste bis zum Knie) am OP-Tag.

* *Beachte ärztliche Anordnungspflicht.*

DHS	Erstellt von Unfallchir./J.M.	Datum: 8/98

Lfd. Nr.	**Pflegebedarf**	Tag vor OP					1. Tag					2. Tag					43.–7. Tag					8.–9. Tag					10.–20. Tag				
	Problem-Ressourcen	S	T	V	Z	Hz	S	T	V	Z	Hz	S	T	V	Z	Hz	S	T	V	Z	Hz	S	T	V	Z	Hz	S	T	V	Z	Hz
1.	Körperpflege: allgemein			X				X					X					X					X					X			
	Intimpflege			X					X					X				X					X					X			
	Mundpflege		X					X					X				X					X					X				
	Sonstiges:																														
2.	Ernährung: enteral	X					X					X					X					X					X				
	parenteral																														
	Sonstiges:																														
3.	Ausscheidung: Urin			X					X				X	X				X					X					X			
	Stuhl			X				X					X					X					X					X			
	Erbrechen																														
	Drainagen									X					X																
	Sonstiges: **DK**				X					X					X(Fr)																
4.	Mobilität:			X					X					X					X					X				X			
	mit Hilfsmitteln																														
	im Bett			X				X					X					X				X					X				
	strenge Bettruhe				X					X					X																
	Sonstiges:																														
5.	Kommunikation	X					X					X					X					X					X				
	bes. psychische Belastung																														
	Sonstiges:																														
6.	Atmung: eingeschränkt																														
	Kreislauf: eingeschränkt																														
	Körpertemperatur aus Norm																														
7.	Ruhe/Schlaf gestört durch				X																										
	Schmerz				X																										
	äußere Bedingungen																														
	persönliche Gewohnheiten																														
8.	Sonstiges:																														
	OP-Wunde									X					X					X					X					X	

	Tag vor OP	1. Tag	2. Tag	43.–7. Tag	8.–9. Tag	10.–20. Tag
Pflegeplan	GW	TW	TW	TW	TW	WB
	MH	MH	MH	BU/BT	BU/BT	BU/BT
	KL	EB	EB	MOB 4	MOBH	MOBH
	EB	LAG 4	LAG 4	PRT	PRT	PRT
	LAG 4	PRT	PRT	PT	PT	VWa.12.T
	PRT	PRD	PRD			PT b.11.T
	PRD	VW	VW			
		PT	PT			
		DR	DR			
PPR-Kategorie	A 3/S 2	A 3/S 2	A 3/S 2	A 3/S 2	A 2/S 2	A2/S1(S2)

Materialentfernung	FP. Nr.: 17.14	Korrektur: 8/98

1) Körperpflege

WS OP-Tag: abends Hilfe am WB.
WB 1.–2. Tag: Hilfe am Waschbecken bei Bedarf.

2) Ernährung

OP-Tag: bis 6.00 Uhr Wasser/Tee. Dann nüchtern.
Nach OP: Normalkost lt. Narkoseprotokoll.

3) Ausscheidung

BU BT OP-Tag: Urinflasche/Bettschüssel bzw. ab abends Begleitung zum WC ohne Belastung.
BU/BT 1.–2. Tag: Begleitung zum WC bzw. Urinflasche/Bettschüssel.
Bei Bedarf am 3. Tag abführen.

4) Mobilisation

MOBH OP-Tag: abends Mobilisation ohne Belastung.
MOBH 1. Tag: Mobilisation ohne Belastung.
MOBH 2. Tag: Belastung nach Anordnung.

Prophylaxen:
PRT Thromboseprophylaxe:
T.E.D.®-Strumpf an nicht operiertes Bein. Nach Entfernung der Redon auch an operiertes Bein.
Pneumonieprophylaxe: Bei gefährdeten Patienten lt. Standard At 1.

6) Atmung, Kreislauf, Temperatur

VZ Nach OP lt. Narkoseprotokoll. Sonst nach Bedarf.
Mindestens 1 x RR und Temperatur rektal.

8) Sonstiges

VW Verband*: erster Verbandwechsel am 1. Tag. Ab 2. Tag Hydrokolloidverband.
VW Redon*: am 1. Tag entfernen.
Fäden*: am 8.–10. Tag i.d.R. durch Hausarzt entfernen lassen.
PT Eis: 2 x tgl., bis zur Entlassung oder bis Fäden entfernt.

Entlassung*: 3.–5. Tag.

OP-Vorbereitung:
Rasur lt. Standard (2 QF ober- und unterhalb des OP-Gebiets) am OP-Tag.
Braun'sche Schiene/Lagerungskissen mit in OP geben.

* *Beachte ärztliche Anordnungspflicht.*

Materialentfernung Erstellt von Unfallchir./J.M. Datum: 8/98

Lfd. Nr.	**Pflegebedarf**	Tag vor OP					OP-Tag					1. Tag					2. Tag					3. Tag					4./5. Tag				
	Problem-Ressourcen	S	T	V	Z	Hz	S	T	V	Z	Hz	S	T	V	Z	Hz	S	T	V	Z	Hz	S	T	V	Z	Hz	S	T	V	Z	Hz
1.	Körperpflege: allgemein	X						X					X					X				X					X				
	Intimpflege						X					X					X					X					X				
	Mundpflege	X						X				X					X					X					X				
	Sonstiges:																														
2.	Ernährung: enteral	X					X					X					X					X					X				
	parenteral																														
	Sonstiges:																														
3.	Ausscheidung: Urin	X						X					X					X				X					X				
	Stuhl	X						X					X					X				X					X				
	Erbrechen																														
	Drainagen									X					X																
	Sonstiges:																														
4.	Mobilität:	X						X					X					X				X					X				
	mit Hilfsmitteln							X					X					X													
	im Bett						X					X					X														
	strenge Bettruhe																														
	Sonstiges:																														
5.	Kommunikation	X					X					X					X					X					X				
	bes. psychische Belastung																														
	Sonstiges:																														
6.	Atmung: eingeschränkt																														
	Kreislauf: eingeschränkt																														
	Körpertemperatur aus Norm																														
7.	Ruhe/Schlaf gestört durch																														
	Schmerz																														
	äußere Bedingungen																														
	persönliche Gewohnheiten																														
8.	Sonstiges:																														
	OP-Wunde									X					X					X					X					X	
	Pflegeplan						WB					WB					WB					PRT					PT				
							MH					MOBH					MOBH					PT									
							MOBH					BU/BT					BU/BT														
							BU/BT					VW					VW														
							PRT					PRT					PRT														
							VZ					PT					PT														
	PPR-Kategorie	A 1/S 1					A 2/S 2					A 2/S 2					A 2/S 2					A 1/S 2					A 1/S 2				

Sprunggelenksfraktur	FP. Nr.: 17.05	Korrektur: 8/98

1) Körperpflege

WB Tag vor OP: Hilfe am WB.
WS OP-Tag: Bettruhe. Mundpflege
MH richten. Abends Waschschüssel
WB 1. Tag: im Nachtstuhl ans WB oder Waschschüssel (bei Redons).
WB 2. Tag: im Nachtstuhl ans WB.
3. Tag: mit Gehstützen ans WB.
4. Tag: selbstständig.

2) Ernährung

OP-Tag: bis 6.00 Uhr Wasser/Tee. Dann nüchtern. Nach Vollnarkose: Tee nach 6 Stunden*. Nach Spinalanästhesie: Essen möglich.

3) Ausscheidung

BT 1.–2. Tag: im Nachtstuhl aufs WC. Urinflasche.
BU 3.–5. Tag: Begleitung aufs WC. Urinflasche.

4) Mobilisation

Vor OP: aufstehen mit Gehstöcken oder a. A.
OP-Tag: Bettruhe.
MOBH 1.–2. Tag: Nachtstuhl (WB/WC) wenn möglich.
MOBH 3. Tag: Mobilisationshilfe mit Gehstöcken ohne Belastung.
4.–6. Tag: je nach Alter selbstständig.

Prophylaxen:
PRT Thromboseprophylaxe: T.E.D.®-Strumpf ans gesunde Bein.
Pneumonieprophylaxe: nur bei gefährdeten Patienten lt. Standard At 1.

6) Atmung, Kreislauf, Temperatur

VZ Nach OP lt. Narkoseprotokoll. Dann nach Bedarf.

8) Sonstiges

VW Verband*: 1. VW am 2. Tag. Dann Comfeel®-Verband. Gipsschiene wird 1 x tgl. gepolstert und neu angewickelt.
PT Eis: täglich 2 mal, bis Klammern gezogen sind.
VW Redons: am 2. Tag ziehen*.
VW Klammern: am 10. Tag ziehen*. Steristrips. Danach wird ein Unterschenkelgehgips angelegt.

Entlassung: ca. 11.–12. Tag*.

OP-Vorbereitung:
Rasur s. Standard (Fuß, Desinfektion, steriles Tuch), außer bei Dislokation.
In den OP mitgeben: Gipsschiene, Braun'sche Schiene oder Giebelschiene.

* *Beachte ärztliche Anordnungspflicht.*

Sprunggelenksfraktur	Erstellt von Unfallchir./J.M.	Datum: 8/98

5.1.3.3

Lfd. Nr.	**Pflegebedarf**	Tag vor OP					OP-Tag					1. Tag					2. Tag					3.–5. Tag					6.–12. Tag				
	Problem-Ressourcen	S	T	V	Z	Hz	S	T	V	Z	Hz	S	T	V	Z	Hz	S	T	V	Z	Hz	S	T	V	Z	Hz	S	T	V	Z	Hz
1.	Körperpflege: allgemein		X					X					X					X				X					X				
	Intimpflege		X					X					X					X													
	Mundpflege		X				X					X					X					X					X				
	Sonstiges:																														
2.	Ernährung: enteral	X					X					X					X					X					X				
	parenteral																														
	Sonstiges:																														
3.	Ausscheidung: Urin		X					X					X					X					X				X				
	Stuhl		X					X					X					X				X					X				
	Erbrechen																														
	Drainagen									X					X					X											
	Sonstiges:																														
4.	Mobilität:		X						X				X					X					X				X				
	mit Hilfsmitteln		X										X					X					X								
	im Bett	X						X				X					X				X										
	strenge Bettruhe									X																					
	Sonstiges:																														
5.	Kommunikation	X					X					X					X					X					X				
	bes. psychische Belastung																														
	Sonstiges:																														
6.	Atmung: eingeschränkt																														
	Kreislauf: eingeschränkt																														
	Körpertemperatur aus Norm																														
7.	Ruhe/Schlaf gestört durch																														
	Schmerz				X																										
	äußere Bedingungen																														
	persönliche Gewohnheiten																														
8.	Sonstiges:																														
	OP-Wunde									X					X					X					X					X	

	Tag vor OP	OP-Tag	1. Tag	2. Tag	3.–5. Tag	6.–12. Tag
Pflegeplan	WB	WS	WS/WB	WB	BU/BT	PRT
	BU/BT	MH	MH	BU/BT	MOBH	VWb.10.T
	PRT	BU	BU/BT	MOBH	PRT	PT b.10.T
	PT	PRT	MOBH	PRT	VW	
		VZ	PRT	PT	PT	
			PT	VW		
			VW			
PPR-Kategorie	A 2/S 2	A 2/S 2	A 2/S 2	A 2/S 2	A 2/S 2	A 1/S 2

Arthroskopie	FP. Nr.: xx.xxx	Korrektur: 8/98

1) Körperpflege

WS OP-Tag: Bettruhe.
Abends Waschschüssel stellen.
WB 1.–2. Tag: Hilfe am Waschbecken.
Ab 3. Tag: selbstständig.

2) Ernährung

OP-Tag: bis 6.00 Uhr Wasser/Tee.
Dann nüchtern.
Nach OP: Normalkost lt. Narkoseprotokoll.

3) Ausscheidung

BU OP-Tag: Urinflasche/Bettschüssel.
BT/BU 1.–2. Tag: Begleitung zum WC bzw. Urinflasche/Bettschüssel.
Bei Bedarf am 3. Tag abführen.

4) Mobilisation

LAG OP-Tag: Bettruhe.
MOBH 1.–2. Tag: Mobilisation ohne Belastung mit Nachtstuhl.
3. Tag: selbstständig. Belastung nach Anordnung.

Prophylaxen:
PRT Thromboseprophylaxe: T.E.D.®-Strumpf an nicht operiertes Bein. Nach Entfernung der Redon auch an operiertes Bein.
Pneumonieprophylaxe: bei gefährdeten Patienten lt. Standard At 1.

6) Atmung, Kreislauf, Temperatur

VZ Nach OP lt. Narkoseprotokoll.
Sonst nach Bedarf.
Mindestens 1 x RR und Temperatur rektal.

8) Sonstiges

VW *Verband*:* 24 Stunden Kompressionsverband. Bei Schmerzen evtl. früher entfernen. Am 1. Tag (Redon entf.) VW mit Kompressen. Ab 2. Tag Verband mit
DR Hydrokolloid, falls Wunde nicht nässt.
VW Redon*: am 1. Tag entfernen.
Klammern/Fäden*: am 7. oder 8. Tag i.d.R. durch Hausarzt entfernen lassen.
PT Eis: 2 x tgl., bis zur Entlassung oder Fädenentfernen.
Gipsschiene*: bekommt Patient im OP. Bei „Bändern“ wird die Schiene vor der OP in der Ambulanz angepasst.

Entlassung*: ca. 5.–8. Tag.

OP-Vorbereitung:
Rasur lt. Standard (2 QF ober- und unterhalb des OP-Gebiets) am OP-Tag.
Braun'sche Schiene mit in OP geben.

** Beachte ärztliche Anordnungspflicht.*

5.1.3.3

Arthroskopie	Erstellt von Unfallchir./J.M.	Datum: 8/98

Lfd. Nr.	**Pflegebedarf**	Tag vor OP					OP-Tag					1. Tag					2. Tag					3. Tag					4.–8. Tag				
	Problem-Ressourcen	S	T	V	Z	Hz	S	T	V	Z	Hz	S	T	V	Z	Hz	S	T	V	Z	Hz	S	T	V	Z	Hz	S	T	V	Z	Hz
1.	Körperpflege: allgemein	X						X					X					X				X					X				
	Intimpflege						X					X					X					X									
	Mundpflege							X				X					X					X									
	Sonstiges:																														
2.	Ernährung: enteral	X					X					X					X					X					X				
	parenteral																														
	Sonstiges:																														
3.	Ausscheidung: Urin	X						X					X					X				X					X				
	Stuhl	X						X					X					X				X					X				
	Erbrechen																														
	Drainagen									X					X																
	Sonstiges:																														
4.	Mobilität:	X							X				X					X				X					X				
	mit Hilfsmitteln												X					X													
	im Bett						X					X					X														
	strenge Bettruhe									X																					
	Sonstiges:																														
5.	Kommunikation	X					X					X					X					X					X				
	bes. psychische Belastung																														
	Sonstiges:																														
6.	Atmung: eingeschränkt																														
	Kreislauf: eingeschränkt																														
	Körpertemperatur aus Norm																														
7.	Ruhe/Schlaf gestört durch																														
	Schmerz																														
	äußere Bedingungen																														
	persönliche Gewohnheiten																														
8.	Sonstiges:																														
	OP-Wunde									X					X					X					X					X	

	Tag vor OP	OP-Tag	1. Tag	2. Tag	3. Tag	4.–8. Tag
Pflegeplan		WS	WB	WB	PRT	PRT
		MH	MOBH	MOBH	PT	PT
		BU	BU/BT	BU/BT		
		LAG	PRT	PRT		
		PRT	VW	VW		
		VZ	PT	PT		
PPR-Kategorie	A 1/S 1	A 2/S 2	A 2/S 2	A 2/S 2	A 1/S 2	A 1/S 2

Hallux valgus	FP. Nr.: 17.12	Korrektur: 8/98

1) Körperpflege

WS OP-Tag: Bettruhe.
Abends Waschschüssel stellen.
WB 1.–3. Tag: Hilfe am Waschbecken.

2) Ernährung

OP-Tag: bis 6.00 Uhr Wasser/Tee. Dann nüchtern.
Nach OP: Normalkost lt. Narkoseprotokoll. Bei Regionalanästhesie sofort, bei Vollnarkose ab Abendessen.

3) Ausscheidung

BU OP-Tag: Urinflasche/Bettschüssel.
BT/BU 1.–2. Tag: mit Nachtstuhl zum WC bzw. Urinflasche/Bettschüssel.
BT/BU 3. Tag: mit Gehstützen zum WC begleiten.

4) Mobilisation

LAG OP-Tag: Bettruhe.
MOBH 1.–2. Tag: Mobilisation ohne Belastung mit Nachtstuhl.
MOBH 3. Tag: Mobilisation mit 2 Gehstützen, Fersengang mit Gipsschiene (KG).

Prophylaxen:
PRT Thromboseprophylaxe: T.E.D.®-Strumpf an nicht operiertes Bein.
Pneumonieprophylaxe: bei gefährdeten Patienten lt. Standard At 1.

6) Atmung, Kreislauf, Temperatur

VZ Nach OP lt. Narkoseprotokoll. Sonst nach Bedarf.
Mindestens 1 x RR und Temperatur rektal.

8) Sonstiges

VW Verband*: 1. Tag VW mit Kompressen. Spickdraht steril abpolstern. Tgl. VW.
Redon*: am 1. Tag entfernen.
VW Fäden*: am 7.–10. Tag entfernen.
PT Eis: 2 x tgl., bis zur Entlassung oder Fädenentfernen.
Gipsschiene*: bekommt Patient vor der OP in der Ambulanz angepasst.

Entlassung*: 10.–12. Tag.

OP-Vorbereitung:
Rasur lt. Standard (OP-Gebiet) am OP-Tag.
Braun'sche Schiene mit in OP geben.

* *Beachte ärztliche Anordnungspflicht.*

5.1.3.3

Hallux valgus Erstellt von Unfallchir./J.M. Datum: 8/98

Lfd. Nr.	**Pflegebedarf**	Tag vor OP					OP-Tag					1. Tag					2. Tag					3. Tag					4.–10. Tag				
	Problem-Ressourcen	S	T	V	Z	Hz	S	T	V	Z	Hz	S	T	V	Z	Hz	S	T	V	Z	Hz	S	T	V	Z	Hz	S	T	V	Z	Hz
1.	Körperpflege: allgemein	X						X					X					X					X				X				
	Intimpflege						X					X					X					X									
	Mundpflege	X						X					X					X				X									
	Sonstiges:																														
2.	Ernährung: enteral	X					X					X					X					X					X				
	parenteral																														
	Sonstiges:																														
3.	Ausscheidung: Urin	X						X					X					X				X					X				
	Stuhl	X						X					X					X				X					X				
	Erbrechen																														
	Drainagen																														
	Sonstiges:																														
4.	Mobilität:	X							X				X					X					X				X				
	mit Hilfsmitteln												X					X					X								
	im Bett						X					X					X					X									
	strenge Bettruhe																														
	Sonstiges:																														
5.	Kommunikation	X					X					X					X					X					X				
	bes. psychische Belastung																														
	Sonstiges:																														
6.	Atmung: eingeschränkt																														
	Kreislauf: eingeschränkt																														
	Körpertemperatur aus Norm																														
7.	Ruhe/Schlaf gestört durch																														
	Schmerz																														
	äußere Bedingungen																														
	persönliche Gewohnheiten																														
8.	Sonstiges:																														
	OP-Wunde									X					X					X					X					X	

		Tag vor OP	OP-Tag	1. Tag	2. Tag	3. Tag	4.–10. Tag
	Pflegeplan		WS	WB	WB	WB	PRT
			MH	MH	BU/BT	BU/BT	VW
			BU	BU/BT	MOBH	MOBH	PT
			LAG	MOBH	PRT	PRT	
			PRT	PRT	VW	VW	
			VZ	VW	PT	PT	
				PT			
	PPR-Kategorie	A 1/S 1	A 2/S 2	A 2/S 2	A 2/S 2	A 2/S 2	A 1/S 2

5.2 Phasenorientierte Fallstandards

5.2.1 Abgrenzung

Die tagesorientierten Fallstandards setzen vorhersehbare Behandlungsverläufe und standardiesierbare Behandlungs- und Pflegeverfahren voraus. Die **Prognostizierbarkeit** der üblicherweise auftretenden Pflegeprobleme ist für eine Mehrzahl an Patienten am ehesten im chirurgischen Bereich möglich.
Im Bereich der Inneren Medizin, der Neurologie und der Psychiatrie gibt es keine Fallpauschalen und nur wenige Sonderentgelte. Will man auch hier die Pflege in Form von Fallstandards darstellen, müssen diese Standards weiter gefasst werden.
Prinzipiell ist eine Standardisierung dann möglich, wenn sich im Krankheitsverlauf des Patienten einzelne Phasen voneinander abgrenzen lassen, in denen bestimmte Pflegeprobleme typischerweise auftreten und mit bestimmten Pflegemaßnahmen reagiert wird. Die Phaseneinteilung muss bei einer Mehrzahl der Patienten mit der gleichen Diagnose möglich sein.
Diese Vorgabe schließt Erkrankungen mit unspezifischen Pflegeverläufen von der Standardisierung aus. Zum Beispiel weisen Patienten mit der Diagnose Morbus Crohn während des Krankenhausaufenthalts kaum einheitliche Pflegeprobleme auf. Demgegenüber können bei einem Patienten mit einer tiefen Beinvenenthrombose Pflegephasen parallel zu den Mobilisationsphasen voneinander unterschieden werden.

Die phasenorientierten Fallstandards entsprechen in ihrer grundlegenden Struktur den tagesorientierten Fallstandards. Dem Problem-/Ressourcenerfassungsbogen steht ein Maßnahmenkatalog gegenüber, der die Pflege in bestimmten zeitlichen Abschnitten beschreibt. Anders als bei tagesorientierten Fallstandards werden die Probleme/Ressourcen und die Pflegemaßnahmen aber auf Phasen bezogen, die zeitlich nicht genau festliegen. Diese Phasen sollen zusammen den gesamten Pflegeverlauf abstecken. Sie werden einzeln aufgeführt und genau definiert. Eine PPR-Kategorisierung wird den Phasen zugeordnet.

5.2.2 Anwendung

Phasenorientierte Fallstandards wurden vorwiegend im internistisch-kardiologischen Bereich von Arbeitsgruppen erarbeitet. Die Standards werden bevorzugt als **Informations- und Ausbildungshilfen** angewendet. Darüber hinaus sind sie Grundlage für qualitätssichernde Maßnahmen in der Pflege. Bei Pflegevisiten auf den Stationen geben sie das Qualitätsniveau vor.
Auch ein Einsatz in der **Dokumentation** ist möglich. Eine Kopie des Pflegeproblemerfassungsbogens wird in die Kurve eingeheftet. Die Dokumentation im Pflegebericht bezieht sich dann auf die jeweils aktuelle Phase (z. B.: Datum 3.2.. Pflege lt. Standard Phase 2) und wird durch weitere – nicht standardisierte –Vorkommnisse ergänzt.

5.2.3 Beispiele

Die folgenden phasenorientierten Fallstandards sind in zwei Gruppen unterteilt:
- Fallstandards, die an Krankheitsbildern orientiert sind
- Fallstandards, die sich an den Lebensaktivitäten ausrichten.

Fallstandards können unterschiedliche Funktionen erfüllen. Bei den tagesorientierten Fallstandards steht der Faktor Berechenbarkeit im Vordergrund. Diese Standards müssen im Zusammenhang mit dem Abrechnungsmodus der Fallpauschalen gesehen werden. Um diesen zentralen Fokus gruppieren sich die anderen Aufgaben, die Standards erfüllen müssen.
Eine andere Form der Fallstandardisierung stellen Standardpflegepläne dar, die sich an Lebensaktivitäten nach Juchli, Roper und anderen orientieren. Hier werden den verschiedenen Lebensaktivitäten oder ATLs Aussagen zugeordnet, die für das standardisierte Krankheitsbild zutreffend sind. Das trifft zwar auch für die oben aufgeführeten tages-

und phasenorientierten Fallstandards zu, hier wird aber in erster Linie auf die Pflegetätigkeiten an einzelnen Tagen abgehoben, und die Lebensaktivitäten bilden eher eine Einteilungshilfe.

Im Unterschied dazu verweisen die folgenden Standardpflegepläne auf das Grundsätzliche Pflegeproblem, das im Zusammenhang mit der jeweiligen ATL zu beobachten ist.

In den unter *5.3.2.2* beispielhaft vorgestellten Standards der Kinderklinik wird zunächst das Ziel der Pflege beschrieben. Die Durchführung der Pflegemaßnahmen wird jeweils unter den Lebensaktivitäten aufgeführt. Dort, wo Probleme regelmäßig auftreten, werden sie beschrieben. Die Pflegemaßnahmen bilden den Schwerpunkt des Standards.

5.2.3.1 Krankheitsbild – orientierte Fallstandards

Herzinfarkt
COLD
Pneumonie
Tiefe Beinvenenthrombose
Herzinsuffizienz
Apoplexie

Herzinfarkt 6/98

1) Körperpflege

TW Stufe 1: Bettruhe. Gesicht und
MH Oberkörper selbst. Sonst durch Pflegekraft.
WS Stufe 2: Bettkante weitgehend selbst. Hilfe bei Rücken, Beinen und Intimbereich b. Bed.
WB Stufe 3: Waschbecken. Hilfe bei Bedarf. Duschen nur auf Anforderung.

2) Ernährung

Bei entsprechenden Risikofaktoren: cholesterin- bzw. kalorienreduzierte Diät. Nicht rauchen.

3) Ausscheidung

BU Stufe 1 u. 2: Urinflasche/Bettschüssel bereitstellen.
BT Stufe 3: mit Nachtstuhl aufs WC fahren.
Stufe 4: Begleitung zur Toilette. Stuhlgang soll weich sein. Obstipation vermeiden (Standard Obstipationsprophylaxe Au).

4) Mobilisation

Siehe Stufenschema (Anordnung einholen).

PRP Prophylaxen:
Pneumonieprophylaxe: leichte Atemübungen (Standard At 1). Pinimenthol®/Tanspulmin® 2 x tgl. Kein Eis, Alkohol, Vibration.

PRT Thromboseprophylaxe: T.E.D.®-Strümpfe, solange Bettruhe eingehalten wird (Standard Thr 1). Beine beim Waschen Ausstreichen. Bettübungen (z. B. Pedaltreten) je nach körperlicher Verfassung.
Dekubitus: Weichlagerung (Sof-care®-Matratze) bei gefährdeten Patienten der Stufe 1.

6) Atmung, Kreislauf, Temperatur

SAW Stufe 1: bei Nitro-Perfusor mindestens 2stdl. RR, P, Atmung. Temperatur 1–2 x tgl.
Stufe 2 u. folgende: je nach Anordnung. Mindestens 2 x tgl. RR, 1 x tgl. Puls, Temperatur.

8) Sonstiges

Beachte Nebenwirkungen:
Nitro-Perfusor: Blutdruckabfall. Heparin-Perfusor: Blutungsgefahr. Tägliche PTT-Kontrolle.
Venöser Zugang: tägliche Palpation durch den Verband. VW jeden 3. Tag und bei Bedarf.

Herzinfarkt Erstellt von Kardiologie/J.M. Korrektur 6/98

5.2.3.1

Lfd. Nr.	Pflegebedarf	Stufe 1					Stufe 2					Stufe 3					Stufe 4					Stufe 5				
	Problem-Ressourcen	S	T	V	Z	Hz	S	T	V	Z	Hz	S	T	V	Z	Hz	S	T	V	Z	Hz	S	T	V	Z	Hz
1.	Körperpflege: allgemein			X				X					X				X					X				
	Intimpflege			X				X					X													
	Mundpflege		X					X				X					X					X				
	Sonstiges:																									
2.	Ernährung: enteral	X					X					X					X					X				
	parenteral																									
	Sonstiges:																									
3.	Ausscheidung: Urin		X					X					X					X				X				
	Stuhl		X					X					X					X				X				
	Erbrechen																									
	Drainagen																									
	Sonstiges:																									
4.	Mobilität:			X					X				X					X				X				
	mit Hilfsmitteln												X					X								
	im Bett	X					X					X					X									
	strenge Bettruhe				X					X																
	Sonstiges:																									
5.	Kommunikation	X					X					X					X					X				
	bes. psychische Belastung																									
	Sonstiges:																									
6.	Atmung: eingeschränkt																									
	Kreislauf: eingeschränkt				X					X																
	Körpertemperatur aus Norm																									
7.	Ruhe/Schlaf gestört durch																									
	Schmerz																									
	äußere Bedingungen																									
	persönliche Gewohnheiten																									
8.	Sonstiges: **Perfusoren**																									
	Heparin, Nitrate				X																					

	Stufe 1	Stufe 2	Stufe 3	Stufe 4	Stufe 5
Pflegeplan	TW	WS	WB	BT	PRT
	MH	MH	MOBH	BU	
	BU	BU	BT	PRP	
	PRP	PRP	BU	PRT	
	PRT	PRT	PRP		
	PRD	PRD	PRT		
	INF				
	SAW				
PPR-Kategorie	A 2/S 3	A 2/S 1	A 2/S 1	A 2/S 1	A 1/S 1

Stufe 1:
Bettruhe.
z. B. 1.+2. Tag (überwiegend auf Intensivstation.

Stufe 2:
Bettruhe.
Patient kann an die Bettkante.
z. B. 3. Tag.

Stufe 3:
Ans WB und aufs WC im Sitzwagen fahren.
z. B. 4. Tag.

Stufe 4:
Im Zimmer alleine.
WC fahren/begleiten.
z. B. 5.–6. Tag.

Stufe 5:
Alleine WC.
Halbe Station.
Ganze Station.
2 Stationen.
z. B. 7.–9. Tag.
Ebene,
Treppen.
10.–12. Tag.

COLD (Astma bronchiale, Lungenemphysem, chronische Bronchitis) 6/98

1) Körperpflege

GW Stufe 1: weitgehende Übernahme
MH der Körperpflege. Mundpflege richten.
WB Stufe 2: Hilfe am WB. Beine b. Bed. im Bett.

2) Ernährung

Patient soll viel trinken* (Bilanz). Vorsicht bei Herzinsuffizienz.
INF Stufe 1: Infusiontherapie* zur Flüssigkeitssubstitution und med. Therapie z. B. mit Euphyllin, Bronchospasmin usw.
ZE Essen richten bei Bedarf.

3) Ausscheidung

BU Stufe 1: Urinflasche oder Bettschüssel anreichen.
BT Stufe 2: Begleitung zur Toilette. Bei Bedarf Urinflasche oder Bettschüssel.
Obstipationsprophylaxe lt. Standard Au.

4) Mobilisation

Siehe Stufenschema (Anordnung einholen).
ATG/KG auf Anordnung.

Prophylaxen:
PRP Pneumonieprophylaxe:
Stufe 1: Oberkörperhochlagerung. Arme hochlagern. Dehnlagerung (Stand At 5). Inhalation mit NaCl 0,9%* (At 5), Vibrax* (At 5), Pinimenthol®/Transpulmin® (At 1). In dieser Reihenfolge 2 x tgl. anwenden.
Stufe 2: Inhalation mit NaCl 0,9%* (At 5), Vibrax*, Pinimenthol®/Transpulmin®. In dieser Reihenfolge 2 x tgl.
Stufe 3: Inhalation mit NaCl 0,9% 2 x tgl. selbstständig VRP 1® selbst.

PRT Thromboseprophylaxe: T.E.D.®-Strümpfe, solange Bettruhe eingehalten wird (Thr 1).
LAG 4 Dekubitusprophylaxe:
Stufe 1: (Sof-care®-Matratze) bei Bedarf. Mindestens 4stdl. Seitenlagerung in 30° (Lag 1) soweit möglich.

6) Atmung, Kreislauf, Temperatur

SAW Stufe 1: Atmung, RR, Puls 1–2stdl. mit Überwachungsbogen.
Stufe 2 und 3: Temperatur 1 x tgl. RR, Puls 2x tgl.

8) Sonstiges

Sauerstoff nur auf Anordnung.
Beachte Medikamentennebenwirkungen.
Dosieraerosole erklären und Anwendung überwachen.

**Ärztliche Anordnung einholen.*

COLD	Erstellt von Kardiologie/J.M.	Korrektur 6/98

5.2.3.1

Lfd. Nr.	Pflegebedarf	Stufe 1					Stufe 2					Stufe 3				
	Problem-Ressourcen	S	T	V	Z	Hz	S	T	V	Z	Hz	S	T	V	Z	Hz
1.	Körperpflege: allgemein			X				X				X				
	Intimpflege			X				X				X				
	Mundpflege		X					X				X				
	Sonstiges:															
2.	Ernährung: enteral		X				X					X				
	parenteral			X												
	Sonstiges: **Infusionen**				X											
3.	Ausscheidung: Urin		X					X					X			
	Stuhl			X				X					X			
	Erbrechen															
	Drainagen															
	Sonstiges:															
4.	Mobilität:			X				X				X				
	mit Hilfsmitteln												X			
	im Bett		X				X					X				
	strenge Bettruhe															
	Sonstiges:															
5.	Kommunikation		X				X					X				
	bes. psychische Belastung				X											
	Sonstiges:															
6.	Atmung: eingeschränkt				X					X					X	
	Kreislauf: eingeschränkt															
	Körpertemperatur aus Norm															
7.	Ruhe/Schlaf gestört durch				X											
	Schmerz															
	äußere Bedingungen															
	persönliche Gewohnheiten															
8.	Sonstiges:															

	Stufe 1	Stufe 2	Stufe 3
Pflegeplan	**GW**	**WB**	**PRP**
	MH	**BU**	**PRT**
	INF	**BT**	
	BU	**PRP**	
	PRP	**PRT**	
	PRT		
	PRD		
	LAG 4		
	ZE		
	SAW		
PPR-Kategorie	A 3/S 3	A 2/S 1	A 1/S 1

Stufe 1:
Schwere Atemnot. Bettruhe.

Stufe 2:
Atemnot. Patient im Zimmer mobil.

Stufe 3:
Atemnot nur bei Anstrengung.
Patient ist mobil.

Pneumonie 6/98

1) Körperpflege

GW Stufe 1: weitgehende Übernahme
MH der Körperpflege. Mundpflege richten.
WB Stufe 2: Hilfe am WB.

2) Ernährung

Patient soll viel trinken (Bilanz). Vorsicht bei Herzinsuffizienz.
INF Stufe 1: Infusiontherapie zur Flüssigkeitssubstitution.
ZE Essen richten.

3) Ausscheidung

BU Stufe 1: Urinflasche oder Bettschüssel anreichen.
BT Stufe 2: Begleitung zur Toilette. Nachts Bei Bedarf Urinflasche.
Obstipationsprophylaxe lt. Standard Au.

4) Mobilisation

Siehe Stufenschema (Anordnung einholen).
ATG/KG auf Anordnung.

Prophylaxen:
PRP Pneumonieprophylaxe: Inhalation mit NaCl 0,9%* (s. Standard At 5); Vibrax* (At 5); Pinimenthol® (At 1). In dieser Reihenfolge 2 x tgl. anwenden. Sauerstoff 1–3 l/Min. auf Anordnung.
Stufe 1: zusätzlich OK-Hochlagerung. Wenn möglich Dehnlagerung (At 5).
Stufe 2: zusätzlich VRP 1-Desitin® durch Patient (At 1).
PRT Thromboseprophylaxe: T.E.D.®-Strümpfe, solange Bettruhe eingehalten wird (Thr 1).
LAG 4 Dekubitusprophylaxe:
Stufe 1: (Sof-care®-Matratze) bei Bedarf. Mindestens 4stdl. Seitenlagerung in 30° (Lag 1).

6) Atmung, Kreislauf, Temperatur

Stufe 1 u. 2: mind. 3 x tgl. Temp., RR, P.
Stufe 3: Temp. 1–2 x tgl. RR, Puls 2x tgl.

8) Sonstiges

INF I.-v.-Antibiotikagabe. Nebenwirkungen beachten.
Antipyretikagabe (ASS, Paracetamol®). Beachte Nebenwirkungen.
Bei hohem Fieber: Physikalische Maßnahmen, z. B. Wadenwickel.

Pneumonie	Erstellt von Kardiologie/J.M.	Korrektur 6/98

Lfd. Nr.	**Pflegebedarf**	**Stufe 1**					**Stufe 2**					**Stufe 3**				
	Problem-Ressourcen	S	T	V	Z	Hz	S	T	V	Z	Hz	S	T	V	Z	Hz
1.	Körperpflege: allgemein			X				X				X				
	Intimpflege			X				X				X				
	Mundpflege		X				X					X				
	Sonstiges:															
2.	Ernährung: enteral		X				X					X				
	parenteral			X												
	Sonstiges: **Infusionen**				X											
3.	Ausscheidung: Urin		X					X				X				
	Stuhl		X					X				X				
	Erbrechen															
	Drainagen															
	Sonstiges:															
4.	Mobilität:			X				X				X				
	mit Hilfsmitteln															
	im Bett		X				X					X				
	strenge Bettruhe															
	Sonstiges:															
5.	Kommunikation	X					X					X				
	bes. psychische Belastung															
	Sonstiges:															
6.	Atmung: eingeschränkt				X					X					X	
	Kreislauf: eingeschränkt															
	Körpertemperatur aus Norm															
7.	Ruhe/Schlaf gestört durch				X											
	Schmerz															
	äußere Bedingungen															
	persönliche Gewohnheiten															
8.	Sonstiges:															
	Sauerstoffgabe				X											

	Stufe 1	Stufe 2	Stufe 3
Pflegeplan	GW	WB	PRP
	MH	BU	PRT
	INF	BT	
	BU	PRP	
	PRP	PRT	
	PRT	INF	
	LAG 4		
PPR-Kategorie	A 3/S 2	A 2/S 2	A 1/S 1

Stufe 1:
Bettruhe. Hohes Fieber, allgemeine Schwäche.

Stufe 2:
Gelockerte Bettruhe. Fieber. 5.2.3.1

Stufe 3:
Patient ist mobil (mindestens auf Station).

Tiefe Beinvenenthrombose 6/98

1) Körperpflege

WS MH Stufe 1: Waschschüssel und Möglichkeit zur Mundpflege richten. Rücken/Beine waschen helfen.
Stufe 2: Hilfe beim Waschen des betroffenen Beins vor dem Aufstehen. Dann Kompressionsverband oder -strumpf.

2) Ernährung

Bei Übergewicht Reduktionskost nach Absprache und Aufklärung.

3) Ausscheidung

BU Stufe 1: Urinflasche oder Bettschüssel anreichen. Nachtstuhl auf Anordnung.
Obstipationsprophylaxe lt. Standard Au 9. Wenn 2 Tage kein Stuhlgang: Abführen.

4) Mobilisation

Stufe 1: nach Anordnung ca. 6–8 Tage Bettruhe. Aprupte Bewegungen vermeiden.
MOBH Stufe 2 und 3: Sitzen und langes Stehen vermeiden.

Prophylaxen:
PRP Pneumonieprophylaxe: siehe Standard At 1. (z. B. Pinimenthol® 2 x tgl. oder Durchatmen lassen usw.)

Thromboseprophylaxe:
PRT nicht betroffenes Bein: T.E.D.®-Strumpf. Betroffenes Bein wikkeln
(s. Standard VW) und auf Schiene hochlagern. Keine Hochlagerung bei Beckenvenenthrombose. Hier auch keine extreme Oberkörperhochlagerung).
Nach Abschwellen Gummikompressionsstrumpf (Sigvaris®) bestellen. Dann auch Schiene aus dem Bett nehmen.

6) Atmung, Kreislauf, Temperatur

Stufe 1: mindestens 3 x tgl. Temp., RR, Puls, Temp. 1 x tgl. oder nach Bedarf.
Stufe 2 und 3: 1–2 x tgl. RR, Puls, Temp. 1 x tgl.

8) Sonstiges

INF Anfangs i.-v.-Antikoagulantiengabe. Nebenwirkungen beachten.
Auf Blutungszeichen achten.
Routinebestimmung: PTT tgl.
Keine i.m.-Injektionen.

Tiefe Beinvenenthrombose	Erstellt von Kardiologie/J.M.	Korrektur 6/98

Lfd. Nr.	Pflegebedarf	Stufe 1					Stufe 2					Stufe 3				
	Problem-Ressourcen	S	T	V	Z	Hz	S	T	V	Z	Hz	S	T	V	Z	Hz
1.	Körperpflege: allgemein		X					X				X				
	Intimpflege	X					X									
	Mundpflege		X				X									
	Sonstiges:															
2.	Ernährung: enteral	X					X					X				
	parenteral															
	Sonstiges:															
3.	Ausscheidung: Urin		X					X				X				
	Stuhl		X					X				X				
	Erbrechen															
	Drainagen															
	Sonstiges:															
4.	Mobilität:			X				X				X				
	mit Hilfsmitteln															
	im Bett		X				X									
	strenge Bettruhe				X											
	Sonstiges:															
5.	Kommunikation	X					X					X				
	bes. psychische Belastung															
	Sonstiges:															
6.	Atmung: eingeschränkt															
	Kreislauf: eingeschränkt															
	Körpertemperatur aus Norm															
7.	Ruhe/Schlaf gestört durch				X											
	Schmerz															
	äußere Bedingungen															
	persönliche Gewohnheiten															
8.	Sonstiges:															
	Heparin-Perfusor				X					X						

	Stufe 1	Stufe 2	Stufe 3
Pflegeplan	**WS**	**WS**	**PRT**
	MH	**BU**	
	INF	**INF**	
	BU	**PRP**	
	PRP	**PRT**	
	PRT	**MOBH**	
	VW	**VW**	
PPR-Kategorie	**A 2/S 2**	**A 2/S 2**	**A 1/S 1**

Stufe 1:
Akutphase: Patient hat Bettruhe.

Stufe 2:
Mobilisationsphase: Patient darf aufstehen. Hilfe nötig. Heparinperfusor.

Stufe 3:
Patient ist mobil. Keine Einschränkungen.

5.2.3.1

Herzinsuffizienz	6/98

1) Körperpflege

TW Stufe 1: Ganzwäsche im Bett. Gesicht und Oberkörper selbst.
MH Mundpflege richten.
WB Stufe 2: Hilfe am WB. Beine und Intimbereich bei Bedarf im Bett.

2) Ernährung

Stufe 1 u. 2: Flüssigkeitsbegrenzung, z. B. 1 l/Tag auf Anordnung. Einfuhr-/Ausfuhrbilanz, solange Bettruhe. Dann Einfuhrkontrolle und Wiegen. Auf Anordnung kochsalzarme Diät.

3) Ausscheidung

KL Stufe 1: DK legen (Standard Au)
EB a.A. Bilanzieren.
BU Stufe 2: DK oder Urinflasche/ Bettschüssel bereitstellen. U.U. Begleitung zur Toilette. Obstipationsprophylaxe lt. Standard Au.

4) Mobilisation

Siehe Stufenschema (Anordnung einholen).

Prophylaxen:
PRP Pneumonieprophylaxe: Pinimenthol® und leichte Atemübungen (Standard At 1) 2 x tgl. Stufe 1 zusätzlich OK-Hochlagerung, Beine tief.

PRT Thromboseprophylaxe: in Stufe 1 und Stufe 2 nur nach Anordnung (T.E.D.®-Strümpfe, Übungen). Wenn keine Ödeme vorhanden sind, in Stufe 3 T.E.D.®-Strümpfe (Standard THR 1).
Dekubitusprophylaxe:
LAG 4 Stufe 1: (Sof-care®-Matratze) bei Bedarf. Wenn möglich Seitenlagerung in 30° (Standard Lag. 1).

6) Atmung, Kreislauf, Temperatur

SAW Stufe 1: bei i.-v.-Gabe von Dopamin usw. Überwachungsbogen. Flüssigkeitsbilanzierung.
Stufe 2 u. folgende: Temp. 1 x tgl., RR, Puls 3 x tgl., Einfuhrkontrolle.

8) Sonstiges

Bei Therapiebeginn mit ACE-Hemmern (z. B. Lopirin®) Blutdrucküberwachung über 2 Stunden mindestens halbstündlich.
Beachte Nebenwirkungen von Diuretika, Nitraten, Digitalis usw.
Sauerstoff auf Anordnung.

Herzinsuffizienz	Erstellt von Kardiologie/J.M.	Korrektur 6/98

Lfd. Nr.	**Pflegebedarf**	**Stufe 1**					**Stufe 2**					**Stufe 3**					**Stufe 4**				
	Problem-Ressourcen	S	T	V	Z	Hz	S	T	V	Z	Hz	S	T	V	Z	Hz	S	T	V	Z	Hz
1.	Körperpflege: allgemein			X				X				X					X				
	Intimpflege			X					X												
	Mundpflege		X				X					X					X				
	Sonstiges:																				
2.	Ernährung: enteral	X					X					X					X				
	parenteral																				
	Sonstiges:																				
3.	Ausscheidung: Urin			X				X				X					X				
	Stuhl			X			X					X					X				
	Erbrechen																				
	Drainagen																				
	Sonstiges:																				
4.	Mobilität:			X				X				X					X				
	mit Hilfsmitteln																				
	im Bett		X				X					X					X				
	strenge Bettruhe																				
	Sonstiges:																				
5.	Kommunikation	X					X					X					X				
	bes. psychische Belastung				X																
	Sonstiges:																				
6.	Atmung: eingeschränkt				X					X					X						
	Kreislauf: eingeschränkt				X					X					X					X	
	Körpertemperatur aus Norm																				
7.	Ruhe/Schlaf gestört durch																				
	Schmerz																				
	äußere Bedingungen																				
	persönliche Gewohnheiten																				
8.	Sonstiges:																				

	Stufe 1	Stufe 2	Stufe 3	Stufe 4
Pflegeplan	**GW**	**WB**	**PRP**	**PRT**
	MD	**BU/EB**	**PRT**	
	KL	**PRP**		
	EB			
	LAG 4			
	PRP			
	SAW			
	INF			
PPR-Kategorie	**A 3/S 3**	**A 2/S 1**	**A 1/S 1**	**A 1/S 1**

Stufe 1:
Hochgradige Ruhedyspnoe. Bettruhe.
NYHA 4

5.2.3.1

Stufe 2:
Atemnot bei leichter Belastung. Mobil bis WB/WC.
NYHA 3/4

Stufe 3:
Atemnot bei Belastung, z. B. Treppensteigen.
NYHA 2

Stufe 4:
Keine Atemnot bei normaler Belastung.
NYHA 1

Apoplexie	6/98

1) Körperpflege

GW **MD** Stufe 1: Ganzkörperwäsche lt. Standard Kp 1 od. Kp 4 (Apoplex-Waschung). Mundpflege durchführen (Kp 6).

TW **MH** Stufe 2: Hilfe bei der Körperpflege. Patient soll so viel wie möglich selbst übernehmen (z. B. wie Kp 4).

WB **TW** Stufe 3 u. 4: Hilfe am WB. Patient soll so viel wie möglich selbst machen (z. B. wie Kp 4).

Stufe 5: selbst. am WB.

2) Ernährung

HE Stufe 1: wenn möglich Patient ganz aufsetzen. Schluckversuch bei geeigneten Patienten mit Joghurt/Brei. Essen geben. Infusionen.

INF Stufe 2: Patient im Bett ganz aufsetzen. Essen zubereiten.

ZE Stufe 3 u. 4: Patient zu den Mahlzeiten an den Tisch setzen. Essen soweit nötig zubereiten.

Stufe 5: selbst. am Tisch. Bei Bedarf Schlucktraining (z. B. Logopädie). Tablett zum Essen abräumen.

3) Ausscheidung

UBE

Stufe 1: durch Harn- und Stuhlinkontinenz bedingte Hautschäden vermeiden. DK-Indikation streng stellen*. Alternativen erwägen

BU (Urinal usw.).

Stufe 2 bis 4: Ausscheidungsutensilien bereitstellen. Obstipationsprophylaxe lt. Standard Au 7. Kontinenztraining wenn möglich (Au 6).

4) Mobilisation

LAG 3 Stufe 1 u. 2: Lagerung nach Bobath im angemessenen Rhythmus (z. B. 2-3stdl.) unter Einbeziehung des Patienten.

LAG **MOB 3** Stufe 3: Lagerung und Mobilisation nach Bobath. Patient soll so viel wei möglich selber machen.

MOBH Stufe 4: Hilfe nur soweit nötig. KG frühzeitig anmelden*.

Prophylaxen:

PRK Kontrakturenprophylaxe:
Stufe 1: passive Übung (Lag 3).
Stufe 2: passiv und aktiv (Lag 3).
Stufe 3: Patient anleiten (Lag 3).

PRP Pneumonieprophylaxe: Atemübungen lt. Standard At 1.

PRT Thromboseprophylaxe: solange überwiegend Bettruhe eingehalten wird: T.E.D.®-Strümpfe.

Dekubitusprophylaxe: Dekubitusgefahr und Bobath-Lagerung abwägen. Wenn möglich Weichlagerung vermeiden.

6) Atmung, Kreislauf, Temperatur

Stufe 1 u. 2: RR, Puls mind. 3 x tgl., Temperatur 1 x tgl.

Stufe 3–5: RR, Puls 2 x tgl., Temperatur 1 x tgl.

8) Sonstiges

Kontakt immer über die betroffene Seite aufnehmen.

Kein Bettgalgen, Bettkasten.

Bobath-Konzept als Richtschnur für die Pflege.

Bei Bed.: Sprechübungen durch Logopädie*.

**Ärztliche Anordnung einholen.*

Apoplexie | Erstellt von Kardiologie/J.M. | Korrektur 8/98

Lfd. Nr.	Pflegebedarf	Stufe 1					Stufe 2					Stufe 3					Stufe 4					Stufe 5				
	Problem-Ressourcen	S	T	V	Z	Hz	S	T	V	Z	Hz	S	T	V	Z	Hz	S	T	V	Z	Hz	S	T	V	Z	Hz
1.	Körperpflege: allgemein			X					X					X				X				X				
	Intimpflege			X					X					X				X								
	Mundpflege			X				X					X					X				X				
	Sonstiges:																									
2.	Ernährung: enteral			X				X					X					X				X				
	parenteral																									
	Sonstiges: **Infusion**				X					X																
3.	Ausscheidung: Urin			X				X					X					X				X				
	Stuhl			X					X				X					X				X				
	Erbrechen																									
	Drainagen																									
	Sonstiges:																									
4.	Mobilität:			X					X					X				X				X				
	mit Hilfsmitteln																									
	im Bett			X					X				X					X				X				
	strenge Bettruhe																									
	Sonstiges:																									
5.	Kommunikation			X																						
	bes. psychische Belastung				X					X					X					X						
	Sonstiges:																									
6.	Atmung: eingeschränkt																									
	Kreislauf: eingeschränkt																									
	Körpertemperatur aus Norm																									
7.	Ruhe/Schlaf gestört durch																									
	Schmerz																									
	äußere Bedingungen																									
	persönliche Gewohnheiten																									
8.	Sonstiges:																									

	Stufe 1	Stufe 2	Stufe 3	Stufe 4	Stufe 5
Pflegeplan	GW	TW	TW	WB	
	MD	MH	MH	ZE	
	HR	ZE	ZE	BU	
	INF	INF	BU	MOBH	
	UBE	BU	LAG/MOB3	PRP	
	LAG 3	LAG 3	PRK	PRT	
	PRK	PRK	PRT		
	PRP	PRP	PRP		
	PRT	PRT			
PPR-Kategorie	A 3/S 2	A 3/S 2	A 3/S 1	A 2/S 1	A 1/S 1

Stufe 1: Patient ist nicht ansprechbar oder orientiert. Schwere Symptomatik. Bettruhe.

Stufe 2: Patient ist orientiert. Schwere Symptomatik. Noch nicht mobilisiert.

Stufe 3: Mobilisation wird durchgeführt. Parese ausgeprägt.

Stufe 4: Mobilisation und Versorgung mit geringer Hilfe.

Stufe 5: Patient versorgt sich selbst.

5.2.3.2 Lebensaktivitäten – orientierte Fallstandards

Säugling mit angeborenem Herzfehler
Gastroenteritis – Säuglinge und Kleinkinder
Präputialplastik
Herniotomie – Kleinkind/Schulkind
Appendektomie

Fallst. Innere 1	Säugling mit angeborenem Herzfehler	Pers. 1	Qualif. KKS	Zeit	Kat.

Ziel

- Stabilisierung des Allgemeinzustands für operative Eingriffe
- Vorbeugen einer Herzinsuffizienz
- Komplikationen erkennen

Durchführung

1. Atmung, Kreislauf

Dyspnoe, Tachykardie, insbesondere bei Belastung
- RR-Kontrollen. Bei der Aufnahme wird einmalig an allen vier Extremitäten gemessen
- Puls-Kontrollen
- Beobachtung von
  ⇨ Atmung
  ⇨ Aussehen
  ⇨ Verhalten
- Oberkörper hochlagern. Mit Molton oder Handtuch Gesäß abstützen
- Pneumonieprophylaxe

2. Sich bewegen

Verschlechterung des AZ bei Belastung
- Bettruhe
- Schonende, koordinierte Pflege
- Kind nicht schreien lassen

3. Pflegen, Kleiden

Vermehrtes Schwitzen
- Körperpflege je nach Zustand des Kindes
- Feuchte Bekleidung und Bettwäsche wechseln
- Nach jedem Wickeln umlagern
- Auf Druckstellen achten

4. Essen, Trinken

Trinkschwäche
- Häufige kleine Mahlzeiten
- Beim Trinken auf Schwitzen, Tachypnoe und graues Munddreieck achten

Flüssigkeitsrestriktion
- Anreicherung der Nahrung
- Bei starkem Schwitzen, warmer Außentemperatur erhöhter Flüssigkeitsbedarf. Verabreichung nach ärztlicher Anordnung

5. Ausscheidung

Gefahr der Ödembildung
- Ein- und Ausfuhrbilanz
- 1 x tgl. Gewichtskontrolle
- Auf Ödeme achten

Gefahr der Obstipation
- Auf regelmäßigen Stuhlgang achten

6. Körpertemperatur regulieren

Gefahr der erhöhten Körpertemperatur durch Flüssigkeitsrestriktion
- Temperaturkontrolle 1 x pro Schicht

7. Ruhen, Schlafen

Unruhe durch Dyspnoe, geringe Belastbarkeit
- Schlaf-Wach-Rhythmus beachten
- Ruhige, koordinierte Pflege

8. Für Sicherheit sorgen

Kind benötigt Medikamente
- Exakte Dosierung der verordneten Medikamente
- Genaues Einhalten der Zeiten
- Auf Nebenwirkungen achten

Ängste der Eltern, oft Schuldgefühle
- Zu Fragen ermutigen
- Ängste ernst nehmen
- Eltern in die Pflege mit einbeziehen

9. Sich beschäftigen, spielen

Unzufriedenheit durch eingeschränkte Nahrungszufuhr
- Ablenkung, Spieluhr, Kassetten mit Liedern

I. Wayß 2/97

Fallst. Innere 2	Gastroenteritis – Säuglinge und Kleinkinder	Pers. 1	Qualif. KKS	Zeit	Kat.

Ziel

- Rehydration
- Beruhigung des Magen-Darm-Trakts
- Normale Stuhlkonsistenz, und -frequenz

Durchführung

1. Atmung, Kreislauf

Dehydration
- Flüssigkeits- und Elektrolytausgleich
- Beobachtung von
  - ⇨ Atmung
  - ⇨ Puls
  - ⇨ RR
  - ⇨ Hautturgor, Fontanelle

3. Pflegen, Kleiden

Trockene Haut und Schleimhaut
Gefahr des Wundwerdens durch häufige Stuhlentleerungen
- Sorgfältige Körperpflege je nach Zustand des Kindes
- Mund- und Lippenpflege
- Häufiger Windelwechsel

4. Essen und Trinken

Übelkeit
- Nahrungsaufbau je nach Gewicht, Zustand und Alter des Kindes

Diätplan
Säuglinge:
1. Tag: 60 ml GEM II/kg für 6 Stunden
150 ml GEM II/kg für weitere 6 Stunden
Nach 12 Stunden
20 % Nahrungsanteil altersentsprechender Nahrung, Trinkmenge entsprechend der normalen Ernährung
Steigerung des Nahrungsanteils stufenweise auf 100% in 4-5 Tagen
Kleinkinder:
Je nach Alter und Zustand ab dem 2. oder 3. Tag Schonkost

5. Ausscheidungen

Häufige dünne Stühle
- Stuhlkulturen abnehmen. 2 x im Abstand von mindestens einem Tag
- Beobachtung
  - ⇨ Konsistenz
  - ⇨ Häufigkeit, Menge
  - ⇨ Beimengungen
  - ⇨ Geruch, Farbe

Verminderte Urinausscheidung
- Beobachtung
- Gewichtskontrolle in den ersten beiden Tagen 2 x tgl.

7. Ruhen, Schlafen

Erhöhtes Ruhe- und Schlafbedürfnis
- Schonende, koordinierte Pflege

8. Für Sicherheit sorgen

Infektionsgefahr
- Isolierung
  - ⇨ Kittelpflege
  - ⇨ Kind im Bett wickeln und waschen
  - ⇨ Eigene Pflegeutensilien für jedes Kind
  - ⇨ Fieberthermometer bleibt im Zimmer
  - ⇨ Laufende Desinfektion aller zur Pflege notwendigen Gegenstände
  - ⇨ Spielzeug darf nicht mit anderen Kindern in Berührung kommen
  - ⇨ Elterneinweisung
- ungewohnte Umgebung
  - ⇨ Eltern zum Besuch anregen
  - ⇨ Lieblingsspielzeug mitbringen lassen
  - ⇨ Eltern in die Pflege einbeziehen

I. Wayß 1/97

Fallst. Chir. 1	Präputialplastik	Pers. 1	Qualif. KKS	Zeit	Kat.

Ziel

- Reizlose Wundheilung
- Verhinderung von Verklebungen zwischen Präputium und Glans

Durchführung

Übernahme aus dem Aufwachraum

- Kind muss ansprechbar sein
- Informationen über OP-Verlauf
  - ⇨ Aufenthalt im AWR
  - ⇨ Ausscheidung
  - ⇨ Medikation
  - ⇨ erste orale Flüssigkeitszufuhr
- Kontrolle des Wundverbands

1. Atmung, Kreislauf

Narkosenachwirkung
- 1stdl. Pulskontrollen bis 6 Std. nach OP
- Bewußtseinslage, Aussehen

2. Sich bewegen

Bettruhe

3. Pflegen, Kleiden

Körperpflege im Bett

4. Essen, Trinken

Nahrungsaufbau nach Verträglichkeit
- erste orale Flüssigkeitsaufnahme s. Narkoseprot.
- schluckweise Tee
- Zwieback
- leichte Kost

5. Ausscheidungen

Harnverhalten aus Angst vor Schmerzen
- Kind zum Wasserlassen ermutigen
- Angst mindern
- Urinausscheidung bis spätestens 24 Stunden nach OP

Stuhlverhalten
- Stuhlausscheidung bis spätestens 3.p.o. Tag

7. Ruhen, Schlaf

Wundschmerz
- Schmerzäußerungen ernst nehmen
- Im Wundbereich direkten Kontakt mit der Bettdecke vermeiden. Bettbogen.
- Keine Bauchlage

8. Für Sicherheit sorgen

Komplikationen im Zusammenhang mit der Wunde
- Penis mit Stützverband hochlagern
- Kontrolle des Wundbereichs 1 x pro Schicht auf Nachblutung, Schwellung, Verfärbung
- Stützverband nach jeder Miktion erneuern
- Stützfaden am 1.p.o. Tag ziehen, bei ambulanten OPs am OP-Tag abends
- Kamillensitzbad am 2.p.o. Tag abends, ab 3.p.o. Tag 3 x tgl.

Ungewohnte Umgebung
- Eltern zum Besuch anregen, in die Pflege mit einbeziehen
- Lieblingsspielzeug mitbringen lassen
- Ablenkung

9. Sich Beschäftigen

Beschäftigung im Bett
- geeignete Spiele
- Erzieherin einschalten

I. Wayß 9/96

Fallst. Chir. 2	Herniotomie – Kleinkind/Schulkind	Pers. 1	Qualif. KKS	Zeit	Kat.

5.2.3.2

Ziel

- Reizlose Wundheilung
- Rechtzeitiges Erkennen von Komplikationen

Durchführung

Übernahme aus dem Aufwachraum

- Kind muss ansprechbar sein
- Informationen über OP-Verlauf
  ⇨ Aufenthalt im AWR
  ⇨ Ausscheidung
  ⇨ Medikation
  ⇨ erste orale Flüssigkeitszufuhr
- Kontrolle des Wundverbands

1. Atmung, Kreislauf

Narkosenachwirkung
- 1stdl. Pulskontrollen bis 6 Std. nach Übernahme aus dem Aufwachraum
- Bewußtseinslage, Aussehen

2. Sich bewegen

- OP-Tag strenge Bettruhe
- 1.-3.p.o. Tag Aufstehen zur Toilette, sonst Bettruhe

3. Pflegen, Kleiden

Körperpflege im Bett

4. Essen, Trinken

Nahrungsaufbau nach Verträglichkeit
- erste orale Flüssigkeitsaufnahme s. Narkoseprot.
- schluckweise Tee
- Zwieback
- Weißbrot, Suppe
- Schonkost

5. Ausscheidungen

Harnverhalten
- Kind zur Miktion anhalten
- Urinausscheidung bis spätestens 12 Std. nach OP

Stuhlverhalten
- Stuhlausscheidung bis spätestens 3.p.o. Tag

7. Ruhen, Schlaf

Wundschmerz
- Schmerzäußerungen ernst nehmen
- Bei Husten Wunde leicht mit Fingerspitzen komprimieren (lassen)

8. Für Sicherheit sorgen

Komplikationen im Zusammenhang mit der Wunde
- Kontrolle des Wundbereichs 1 x pro Schicht auf
  ⇨ Nachblutungen
  ⇨ Schwellung, Verfärbung
- VW am dritten p.o. Tag

Ungewohnte Umgebung
- Eltern zum Besuch anregen, in die Pflege mit einbeziehen
- Lieblingsspielzeug mitbringen lassen
- Ablenkung

9. Sich Beschäftigen

Beschäftigung im Bett
- Geeignete Spiele
- Erzieherin einschalten

10. Sich als Junge/Mädchen fühlen

Verletzung der Intimsphäre
- Vor Blicken schützen
- Genitalbereich selbst waschen lassen

I. Wayß 8/96

Fallst. Chir. 3	Appendektomie	Pers. 1	Qualif. KKS	Zeit	Kat.

Ziel

- Reizlose Wundheilung
- Rechtzeitiges Erkennen von Komplikationen

Durchführung

Übernahme aus dem Aufwachraum

- Kind muss ansprechbar sein
- Informationen über OP-Verlauf
  ⇨ Aufenthalt im AWR
  ⇨ Ausscheidung
  ⇨ Medikation
  ⇨ erste orale Flüssigkeitszufuhr
- Kontrolle des Wundverbands

1. Atmung, Kreislauf

Narkosenachwirkung
- 1stdl. Puls und RR-Kontrollen bis 6 Std. nach Übernahme aus dem Aufwachraum
- Bewußtseinslage, Aussehen (Überwachungsbogen)

2. Sich bewegen

Mobilisation
- Beginn nach ärztlicher Anweisung unter Aufsicht
  ⇨ auf die Bettkante setzen
  ⇨ austehen, um das Bett laufen
  ⇨ zur Toilette gehen

3. Pflegen, Kleiden

- Körperpflege bis zur Mobilisation im Bett
- Mundpflege bis zur Teegabe

4. Essen, Trinken

Nahrungsaufbau nach Verträglichkeit
- Erste Flüssigkeitszufuhr auf Anordnung (schluckweise Tee)
- Tee und Zwieback
- Klare Suppe
- Gebundene Suppe
- Weißbrot
- Basisessen
- Schonkost

Während des KH-Aufenthalts keine blähenden Speisen, Frischobst, Saft, Süßigkeiten

5. Ausscheidungen

Harnverhalten
- Kind zur Miktion anhalten
- Urinausscheidung bis spätestens 12 Std. nach OP

Stuhlverhalten
- Stuhlgang bis spätestens 3.p.o. Tag

7. Ruhe, Schlaf

Wundschmerz
- Schmerzäußerungen ernst nehmen
- Für entspannte Bauchdecke sorgen (Knierolle)
- Bei Husten mit flacher Hand leicht auf die Wunde drücken lassen
- Schmerzmittel auf Anordnung

8. Für Sicherheit sorgen

Komplikationen im Zusammenhang mit der OP-Wunde
- Kontrolle des Wundbereichs, am OP-Tag bei den üblichen Kontrollen, ab dem 1.p.o. Tag 1 x pro Schicht
- 1. VW am 3. Tag, 2. VW am 5. Tag

9. Sich Beschäftigen

Langeweile
- Geeignete Spiele
- Erzieherin einschalten

10. Sich als Junge/Mädchen fühlen

Verletzung der Intimsphäre
- Vor Blicken schützen
- Genitalbereich selbst waschen lassen

I. Wayß 2/97

6 Funktionsstandards

6.1 Grundlagen

Funktionsstandards beschreiben **abgrenzbare Pflegehandlungen.** Meistens handelt es sich um Einzeltätigkeiten, z. B. die Durchführung einer atemstimulierenden Einreibung, manchmal um eine Auswahl an Tätigkeiten, z. B. verschiedene Maßnahmen zur Pneumonieprophylaxe.
Bei Funktionsstandards steht der **Prozessaspekt** *(s.S. 4)* häufig im Vordergrund.
Funktionsstandards sind denselben Zielen verpflichtet, wie andere Standardformen:

- Sie haben eine Leitlinien- und Lehrfunktion
- Sie dienen der Qualitätskontrolle
- Sie machen Pflegeinhalte transparent

Sollen Standards eine Lehrfunktion haben, liegen Inhalte nahe, die für viele Pflegende unklar sind oder die häufig fehlerhaft durchgeführt werden. Tatsächlich kann vorausgesetzt werden, daß eine examinierten Pflegekraft ein Bett beziehen kann. Andererseits ist ein Kompressionsverband nach Pütter möglicherweise einigen Pflegenden nicht geläufig.
Standardisiert werden also erstens schwierige oder **wenig geläufige Pflegetätigkeiten.** Unter diese Rubrik fallen auch Kurzanleitungen für einzelne Pflegehilfsmittel, Verbandstoffe, Geräte (vergleiche auch BARTHOLOMEYCZIK, S. 890) usw..
Auch Pflegetätigkeiten, deren übliche Durchführung häufig von Hygienerichtlinien, Unfallverhütungsvorschriften oder wissenschaftlichen Erkenntnissen abweichen, sollten standardisiert werden. Als Beispiele seien die Verbandwechsel-Standards genannt.
Darüber hinaus haben Standards aber auch eine Leitlinienfunktion für nicht-examiniertes Personal oder Krankenpflegeschüler. Das Wissensniveau ist hier teilweise deutlich niedriger und rechtfertigt die Standardisierung von Pflegetätigkeiten zu Ausbildungs- und Anleitungszwecken. Eine Auswahl von Maßnahmen zur Pneumonieprophylaxe als Standard zu erstellen, ist vor allem unter diesem Aspekt sinnvoll. Es werden also zweitens Funktionsstandards erstellt, die sich thematisch überwiegend an **Schüler und Hilfskräfte** wenden.

6.1.1 Qualifikationsanforderungen und Verantwortlichkeit

Funktionsstandards beschreiben Tätigkeiten, die von Pflegenden durchgeführt werden. In wessen Aufgaben- bzw. Verantwortungsbereich die Durchführung der Pflegehandlungen fallen und welche Qualifikation vorausgesetzt werden muss, sollte aus Standards hervorgehen. Dabei müssen die Tätigkeiten sowohl zu den Bereichen anderer Berufsgruppen – besonders dem ärztlichen Bereich, als auch dem der nicht-examinierten Pflegenden abgegrenzt werden. Eine solche Abgrenzung erweist sich durch die unübersichtliche Rechtslage aber als schwierig.
Die Festlegung der Verantwortungsbereiche in Funktionsstandards wird sinnvollerweise im weiten Rahmen der ärztlich-fachlichen Verantwortung erfolgen und an konkreten Inhalten deutlich machen, ob die Tätigkeit eine delegierbare ärztliche Tätigkeit ist, eine Tätigkeit, die von examinierten Personal durchgeführt werden muss oder eine Pflegemaßnahme, die an nicht-examiniertes Personal delegiert werden kann. Eine Abgrenzung zum selbstständigen Tätigkeitsbereich von Hilfspersonal bzw. zum ärztlichen Dienst kann zum Beispiel aus den Empfehlungen der Baden-Württembergischen Krankenhausgesellschaft abgeleitet werden (BADEN-WÜRTTEMBERGISCHE KRANKENHAUSGESELLSCHAFT, 1990).

6.1.2 Zeitvorgaben und Pflegestufen

Spätestens mit Einführung der PPR wurde die Forderung an die Pflege deutlich, ihre Tätigkeiten auch zeitlich zu bestimmen. Die Pflegestufen gaben Pflegeminutenbudgets für die Versorgung von Patienten vor. Sie konnten in Tätigkeitsbereiche aufgegliedert werden, denen Minuten- und Sekundenwerte zugeordnet waren.

In den „Materialien zur Verordnung" (der PPR) wurden den Leistungen im Zusammenhang mit der Ernährung 5,98 Minuten für einen Patienten in der Pflegestufe A 1, 17,38 Minuten in der Stufe A 2 und 32.99 Minuten in der Stufe A 3 zugerechnet (1992).Die Einführung neuer Abrechnungsformen wie Fallpauschalen und Sonderentgelte verstärkte die Tendenz eher noch, Pflege in einen exakten Zeitrahmen einzupassen. Diese Entwicklung ist problematisch, weil beim Umgang mit Menschen eine exakte Eingrenzung des zeitlichen Aufwands oft nicht möglich ist.

Zeitangaben werden deshalb immer nur Durchschnittswerte sein. Sie sollten bei Bedarf überschritten und in unkomplizierten Fällen auch unterboten werden können. Um bei Funktionsstandards einen Zeitwert bestimmen zu können, müssen zwei Größen bekannt sein :

1. Welche Zeit erfordert die standardisierte Tätigkeit üblicherweise ? Welche wäre sinnvoll ?
2. Welche Zeit steht zur Verfügung bzw. wird bezahlt ?

Aus dem Verhältnis der beiden Punkte bestimmt sich letztendlich das Qualitätsniveau, auf dem Pflege erbracht werden kann .

Funktionsstandards können sowohl die PPR-Einstufung aufführen, die erreicht wird, wenn die standardisierte Tätigkeit durchgeführt wird, als auch einen Minutenwert. Ein Minutenwert ist aussagekräftiger, weil sich die PPR-Einstufung auf verschiedene Tätigkeiten gleichzeitig beziehen kann.

6.2. Erarbeitung und Anwendung

Bei der Erarbeitung der Funktionsstandards unserer Klinik konnte auf ältere Standards zurückgegriffen werden. Sie waren in einem aufwendigen Prozess von Standardgruppen erstellt worden. Diese Vorgängermodelle waren wenig angewandt worden, vielleicht, weil sie inhaltlich zu umfangreich und im Format unpraktisch waren.

Die neuen Standards wurden an Fortbildungstagen erarbeitet. Anwesend waren überwiegend Mentoren, die für die Ausbildung der Schüler der Klinik verantwortlich sind, Vertreter der Krankenpflegeschule und der Pflegedienstleitung. Im Anschluss an die ausführliche Aufarbeitung des Themas wurden in der Diskussion Standardentwürfe bearbeitet, die vorformuliert waren.

Das Diskussionsergebnis wurde in einem überarbeiteten Entwurf an die Mentoren weitergegeben, die diesen auf ihren Stationen vorstellten. Änderungsvorschläge wurden von ihnen gesammelt und am nächsten Fortbildungstag neu eingebracht. Dort wurde dann die endgültige Form der Standards beschlossen.

Die Standards werden seither regelmäßig überarbeitet. Verantwortlich sind die Mentorenarbeitskreise, die an ihren Fortbildungstagen die Themen neu aufgreifen.

Die Erfahrungen mit den Vorgängermodellen der heutigen Funktionsstandards führten sowohl zu inhaltlichen, als auch zu formalen **Änderungen:**

- Die Standards sind wesentlich kürzer gefasst.
- Sie werden in Karteikästen statt in Ordnern aufbewahrt. Sie liegen im Format DIN-A 5 in einer festen, seitlich offenen Kunststoffhülle vor. Die unterschiedlichen Sortierungsbegriffe sind auf verschiedenfarbigem Papier voneinander abgehoben und durch Leitkarten getrennt.

Die Anwendungsintensität der Standards variiert von Station zu Station und von Standard zu Standard. Besonders häufig werden sie zu Ausbildungszwecken verwendet. Darüber hinaus halten die standardisierten Inhalte

durch Qualitätssicherungsmaßnahmen, Arbeitsgruppen mit pflegerischen Inhalten und kontinuierlichen Fortbildungen zunehmend Einzug in die Pflegepraxis.
Daraus lässt sich wiederum eine Erfahrung formulieren: Damit Standards wahrgenommen und angewendet werden, sind kontinuierliche begleitende Impulse notwendig.

6.3. Beispiele

Die Form von Funktionsstandards bestimmt sich durch die verfolgten Ziele. Sollen Standards eine Leitlinien-, eine Lehr- und eine Qualitätssicherungsfunktion haben, müssen sie in der Praxis anwendbar sein. Dieser Praxisbezug hat zwei Seiten.
Erstens müssen die standardisierten Vorgaben **erreichbar** sein – eine oft nicht erfüllte Forderung an Standards.
Zweitens müssen die Standards **zugänglich** sein, d.h. verständlich, lesbar und knapp gefasst.

Standards unterscheiden sich von Lehrbüchern vor allem dadurch, dass sie schnell griffbereit sind und einen **einfachen Überblick** über praktische Tätigkeiten geben. Sie verzichten auf Erklärungen und Hintergründe. Wer eine unbekannte Tätigkeit mit Hilfe eines Standards lernen möchte, dem fehlt Hintergrundwissen. Zum Standard gehört deshalb entweder ein erfahrener Mentor oder ein gutes Lehrbuch zum Studium zuhause. Standards, die Lehrbücher ersetzen wollen, verkennen die Realität: In der von Zeitdruck geprägten Praxis wird Wissen nicht wie in der Schule oder in einer Fortbildung aufgenommen.
Eine Forderung an die Form von Funktionsstandards lautet also, mit kurzen, prägnanten Formulierungen, einem übersichtlichen Aufbau und – wo möglich – bildhaften Darstellungen eine Tätigkeit darzustellen.
Die **Gliederung** sollte sich auf wenige Punkte beschränken. Im Vordergrund steht die Durchführung der Pflegetätigkeit. Hier sollte in Einzelschritten die Maßnahme beschrieben werden. Notwendig sind je nach Thema des Standards eine Rubrik Material, das zur Durchführung benötigt wird, Hinweise z. B. auf häufige Gefahren und Ziel oder Zweck der Maßnahme.
Darüber hinaus kann ein Standard eine Zeitvorgabe machen und eine Qualifikationsanforderung stellen.
Ob ein Standard die Planungsschritte des Pflegeprozesses nachvollziehen sollte, muss diskutiert werden. In der Regel wird die Ausformulierung von Problemen, Zielen, Maßnahmen und Evaluationskriterien den Umfang eines Standards vergrößern. Das macht meines Erachtens nur dann Sinn, wenn der Standard so besser in die Dokumentationssystematik einer Klinik eingepasst werden kann.

Wenig spektakulär aber besonders beliebt sind Standards, die die Vorbereitung von diagnostischen oder therapeutischen Maßnahmen beschreiben. Solche Standards werden oft von neuen Mitarbeitern formuliert, die sich über die Gepflogenheiten der Ambulanzen, der Röntgenabteilung und so weiter noch nicht im Klaren sind. Fast auf jeder Station findet sich ein Ordner, in dem diese individuellen Standards eines Teams gesammelt sind. Dazwischen werden Anweisungen von Ärzten, oder von der Abteilung, die die Untersuchungen vornimmt, abgeheftet.
Der Sinn einer stationsübergreifenden Standardisierung liegt auf der Hand: Das Rad muss nicht mehrmals neu erfunden werden. Die Zeit und Energie, die jede einzelne Station für eine Standardisierung aufwendet, kann sinnvoller verwendet werden. Eine Gruppe von Mitarbeitern, die sich aus der jeweiligen Fachabteilung, Mitarbeitern der Pflege und des ärztlichen Bereichs zusammensetzt, wird zu einem ebenso guten Ergebnis kommen.
Es ist sinnvoll, den Erarbeitungsprozess von der Abteilung koordinieren zu lassen, deren Untersuchungen oder therapeutische Eingriffe Gegenstand der Standardisierung werden sollen. Sie verfügt über die meisten Informationen und hat auch das größte Interesse an Standards, die die ordnungsgemäße Durchführung ihrer Tätigkeiten gewährleisten helfen. Darüber hinaus ist hier auch der Ort, an

dem die Standards „gepflegt", also bei Bedarf aktualisiert werden können.

Es bietet sich an, die Standards im gleichen Karteikasten aufzubewahren, in dem auch die übrigen Pflegestandards sich befinden. Problematisch kann in diesem Zustand die Sortierung sein. Die Verwendung eines Karteikastens hat den Nachteil, dass eine Sortierung in alfabetischer Reihenfolge nicht durchführbar ist. Das ist bei wenigen Standards unter einem Oberbegriff ohne Bedeutung. Schwierig wird es aber dann, wenn zum Beispiel 15 - 20 Untersuchungsstandards für die Röntenabteilung existieren
Ein praktischer Tip: Ordnen Sie die Standards in Prospekthüllen der Größe DIN A5 und heften Sie sie alphabetisch mit einem Heftstreifen zusammen. Sie können in dieser Form in den Standardkasten eingeordnet werden.

Allgemeine Informationen („Info")

Patienteninformation
Unabhängig vom Bewusstseinszusstand des Patienten (wach oder bewusstseinsgestört), muss vor jeder pflegerischen Maßnahme eine angepasste Information des Patienten erfolgen. Dabei sollte der Patient mit Namen angesprochen weden, Blickkontakt aufgenommen und besonders bei bewusstseinsbeinträchtigten Patienten auch ein Hautkontakt hergestellt werden.

Dokumentation
Die Dokumentation muss entweder direkt nach der Pflegemaßnahme, spätestens aber am Ende der Schicht erfolgen.

- Eintragen der Pflegemaßnahmen
- Formulieren der evtl. Pflegeprobleme und der sich daraus ergebenden Pflegemaßnahmen
  - ⇨ die Art und Weise der Durchführung
  - ⇨ die verwendeten Untensilien
  - ⇨ Datum, Uhrzeit, Unterschrift der Pflegekraft
- Bewertung der Pflegemaßnahmen

Entsorgung
Der fahrbare Müllbehälter sollte nicht in unmittelbarer Nähe des Patientenbettes stehen. Bett und Patient dürfen nicht als Ablage benutzt werden. Die verwendeten Pflegeutensilien und Verbandsmaterialien sollten umgehend entsorgt werden.

In jedem Fall ist eine Entsorgung der verwendeten Utensilien über den Patienten hinweg zu vermeiden. Das Tragen von Einmalhandschuhen ist obligat.

Bei Patienten mit meldepflichtigen Erkrankungen und mit Hepatitis muss für feste und flüssige Materialien eine gesonderte Entsorgung vorgesehen werden.

6.3.1 Respirationssystem

Pneumonieprophylaxe ohne vorbestehende Atemwegserkrankung
Pneumonieprophylaxe bei großen Thorax- und Bauch-OPs
Absaugen orotracheal, nasotracheal
Atemstimulierende Rückeneinreibung ASE (Basale Stimulation)
Pneumonieprophylaxe bei bestehenden Lungenerkrankungen
Trachealkanüle: Verbandwechsel
Trachealkanüle: Innenkanülenwechsel
Trachealkanüle: Kanülenwechsel

At 1	**Pneumonieprophylaxe** ohne vorbestehende Atemwegs-erkrankung	**Pers.** 1	**Qualif.** Exam.	**Zeit** 5 min.	**Kat.** PRP A 2

Zweck

- Atelektasenausbildung durch Ruhe-atmung/Schonatmung vermeiden
- Sekretverflüssigung, Sekretlösung
- Aushusten von Schleim erleichtern

Gefährdete Personen

- bei eingeschränkter Mobilität, Bettruhe
- frischoperierte Patienten (s.a. Standard At 2)
- bei allgemeiner Schwäche (Abhusten erschwert)

Durchführung

Allgemeine Voraussetzung: Frischluft im Zimmer (30 Min. vor Maßnahme lüften)

1. **Tiefes Durchatmen**
   - pro Stunde 20 tiefe Atemzüge

2. **Einreibung mit ätherischen Ölen**

   (bei Sekretansammlung in der Lunge)
   - z. B. Kampfer-Vaseline, Transpulmin®, Pinimenthol®, 2 x tgl. anwenden
   - Vorsicht bei Patienten mit obstruktiven Atemwegserkrankungen (Asthma, Emphysem)
   - nicht bei Kindern anwenden

3. **Anblasen**
   - z. B. eines Papierquadrats, eines Luftballons usw. (der Gegenstand hängt am Bettgalgen)
   - stündlich 10 mal

4. **VRP Desitin®**
   - 3 x tgl. 5 Min. anwenden
   - nicht bei Pneumothorax und schweren Herzerkrankungen

Atmen mit dem VRP 1 Desitin®

Setzen Sie sich an einen Tisch, nehmen Sie den VRP 1 Desitin® in beide Hände, ohne die Löcher zu verdecken.

Stützen sie die Ellenbogen auf und entspannen Sie Ihre Bauchmuskulatur. Atmen Sie jetzt tief ein und nehmen Sie das Munstück in den Mund.

Halten Sie den Atem für einen Moment (2-3 Sekunden) an. Atmen Sie nun langsam und tief durch den VRP 1 Desitin® aus, indem Sie auch die Bauchmuskeln einsetzen.

Versuchen Sie, keine „dicken Backen“ zu machen, sondern durch Anspannen der Muskulatur die Wangen straff zu halten.

Behalten Sie den VRP 1 Desitin® im Mund, atmen Sie durch die Nase ein und halten den Atem kurz an. Danach atmen Sie wieder langsam und so lange wie möglich durch das Gerät aus.

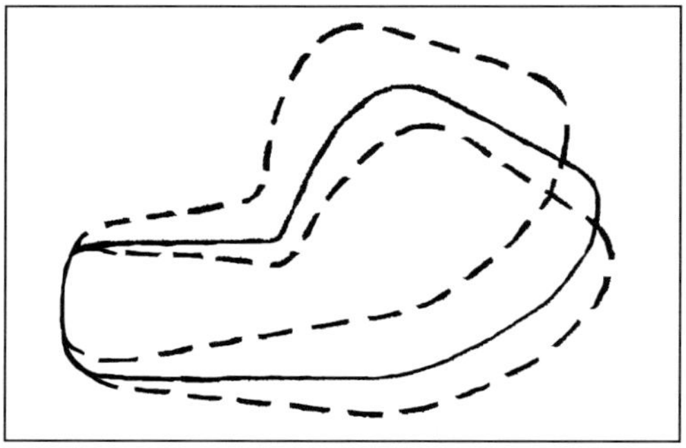

Vermeiden Sie schnelles und angestrengtes Ausatmen

Halten Sie beim ersten Ausatmen das Gerät waagerecht, beim weiteren Ausatmen neigen Sie das Gerät ein wenig nach oben oder unten (s. Abbildung).

Beim Ausatmen müssen Sie die vom VRP 1 Desitin® übertragenen Schwingungen im Brustkorb und Bauchbereich spüren. Wenn dies der Fall ist, haben Sie die richtige Haltung (Neigung) des Geräts gefunden.

Erstellt von Mentoren-AK/ J.M. Korrektur 9/98

At 2b	**Pneumonieprophylaxe** bei großen Thorax- und-Bauch-OPs	**Pers.** 1	**Qualif.** Exam.	**Zeit** 10 min.	**Kat.** PRP A 2

6.3.1

Ziel

- Atelektasenausbildung bei schmerzbedingter Schonatmung vermeiden
- Sekretanfeuchtung und -lockerung
- Ausatemmuskulatur stärken

Hinweise

Gefährdete Personen

- Patienten mit OP's im Bauchbereich
- Patienten mit OP's im Thoraxbereich, z. B. Herz- und Lungen-Operationen

Achtung

Arztanordnung notwendig!

Durchführung

1. **IPPB** (intermitted positive pressure breathing
   - 5 x tgl. je 10 Atemzüge
   - Anwendung s. rechts
2. **SMI** (sustained maximal inspiration) z. B. Triflo® II, Voldyne®, Mediflo®

   Ziel: maximale Inspiration
   - präoperative Einweisung
   - Lagerung mit erhöhtem Oberkörper oder Sitzen am Bettrand
   - Einatmung: langsam und maximal einatmen; am Ende der Einatmung: Atempause
   - Ausatmung: langsam und passiv, ohne Einsatz der Atemhilfsmuskulatur **Nicht in das Gerät ausatmen!**
   - Anwendung 8-10 x pro Stunde

Nur prophylaktisch anwenden: nicht bei vorbestehender Pneumonie, zähem Schleim, Atemmuskelschwäche, Atemfrequenz >24/Min.

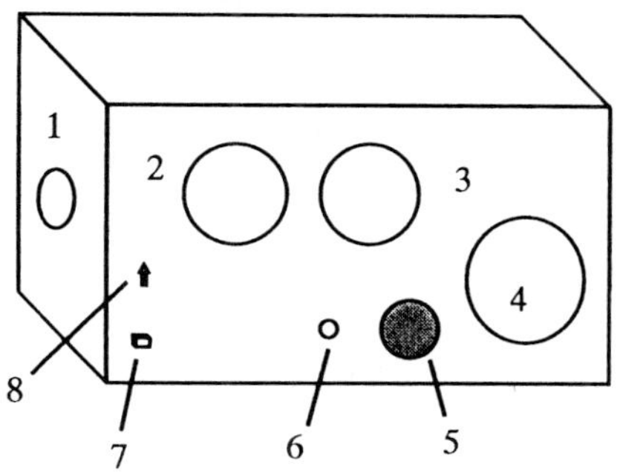

Bedienungsanleitung ALVEOLA 1®

1. Beatmungsschlauch am Gerät anstecken. Den dicken Schlauch an 5, den dünnen Schlauch an 6.
2. Anschlußschlauch an Druckluft anschliessen
3. Verneblerkammer mit verordnetem Medikament oder NaCl 0,9% füllen.
4. Die Drehknöpfe für den Beatmungsdruck (3) und für den Beatmungsfluss (2) auf die grünen Punkte stellen bzw. je nach Verordnung.
5. Gerät einschalten (8).
6. Patient umschließt das Mundstück mit den Lippen und saugt kurz Luft an. Der Patient soll sich dann bereitwillig langsam „aufblähen“ lassen. Das Gerät schaltet selbstständig beim eingestellten Druck ab.
7. Der Patient atmet über das Mundstück aus und wiederholt den Atemvorgang.

Beachte: Zu Beginn der Atemtherapie sollte die Einstellung des Atemdrucks unterhalb des grünen Punkts liegen, bis die Technik beherrscht und vom Patienten toleriert wird.
Druckwerte:
Beatmungsdruck: grüner Punkt ca. 17 mbar (~cm H_2O)
Beatmungsfluss: grüner Punkt ca. 55 l/Min.

Anwendung:
Mehrmals täglich 10 Atemzüge, auf Anordnung auch länger (3-5 Min.)
Anschließend abhusten lassen.

Erstellt von Mentoren-AK/ J.M. Korrektur 9/98

At 3	**Absaugen** orotracheal, nasotracheal	**Pers.** 2	**Qualif.** Exam., Ärztl., Tätigkeit, delegierbar	**Zeit** 10 min.	**Kat.** End/S 2 End/S 2

Zweck

- bessere Belüftung der Lunge durch Entfernen von Schleim u. a.
- Atelektasen und Pneumonieprophylaxe

Hinweise

- delegierbare ärztliche Tätigkeit
- Anordnung notwendig
- Maßnahmen zur Sekretlösung vorher durchführen
- bei liegender Magensonde Sekretbeutel tief hängen (Erbrechen/Aspiration!)
- Auffanggefäß und Spülflüssigkeit täglich wechseln

Material

- Absauggerät, Incidin® in Sekretflasche
- Flasche mit Aquadest. (Ampuwa®) zum Durchspülen des Saugschlauches
- Absaugschlauch und Finger-Tip
- mehrere Absaugkatheter
  ⇨ nasale Absaugung: Ch 12-14
  ⇨ orale Absaugung: Ch 14-20
- Abwurf
- 1 unsteriler Handschuh
- 1 steriler Handschuh pro Saugmanöver
- Händedesinfektionsmittel
- Material zur Mund- und Nasenpflege

Durchführung

1. Mund bzw. Nasenpflege
2. Oberkörperhochlagerung. Bei Bedarf hält 2. Person Hände des Patienten
3. Händedesinfektion
   - sterilen Handschuh an Arbeitshand
   - unsterilen Handschuh an andere Hand
4. Katheter ohne Sog einführen (die Entfernung bis zur Hypopharynx entspricht der Strecke Nasenspitze-Ohrläppchen)
5. Mit leicht drehenden Bewegungen unter Sog zurückziehen (maximale Saugdauer 15 Sekunden)
6. Puls- und Atmungskointrolle durch 2. Person
7. Abwurf des Katheters im umgestülpten Handschuh
8. Absaugschlauch mit Aqua-dest. durchspülen

Achtung

Bei mehrmaligem Wiederholen des Absaugvorgangs: immer Katheter und sterilen Handschuh wechseln

Erstellt von Mentoren-AK/ J.M. Korrektur 9/98

At 4	**Atemstimulierende Rückeneinreibung** ASE (Basale Stimulation)	**Pers.** 1	**Qualif.** Exam.	**Zeit** 5 min.	**Kat.** HH/S 2

Zweck

- Ruhige, tiefe Ein- und Ausatmung
- Entspannung
- Bessere Körperwahrnehmung
- Bei Pat. mit oberflächlicher, schneller Atmung und zum Teil unregelmäßiger Atmung
  ⇨ Patienten mit Schmerzen
  ⇨ Depressionen
  ⇨ Einschlafstörungen
  ⇨ Unruhe, Demenz
  ⇨ Apoplex
  ⇨ vor schweren OP's

Hinweise

- Durchführung in ruhiger Atmosphäre

Material

- Körperlotion, Typ Wasser in Öl oder
- Baby-Öl (z. B. Penaten®Öl) oder
- Massageöl
  (keine chemischen ätherischen Öle verwenden, z. B. Pinimenthol®-Liquidum)

Durchführung

Vorbereitung

Schmuck und Uhren abnehmen. Hände sollten warm sein.

1. Patient sitzt mit den Armen bequem abgestützt vor einem Tisch o.ä.
   Oder: bei bettlägrigen Patienten 135°-Lagerung oder nur eine Lungenhälfte stimulieren.
2. Beginn: Auflegen beider Hände und kurzes Verweilen (Wärmegefühl). Körperkontakt bis zum Schluß nicht mehr abbrechen, d.h., Hände nicht gleichzeitig vom Körper nehmen.
3. Ausstreichende Bewegung li. und re. der Wirbelsäule, dabei Auftragen der Lotion. Richtung: Nacken > Steiß.
4. Vom Nacken ab Hände gleichzeitig mit kreisenden Bewegungen auf dem Rücken in Richtung Steiß führern. Finger dabei nicht abspreizen. Dabei neben der Wirbelsäule und am Brustkorb Druck ausüben. Kreis dann ohne Druck schließen. Kreisbewegungen im Rhythmus der eigenen Atmung durchführen (17–20 Min.). Ausatmung während Druckausübung, Einatmung beim Schließen des Kreises 6.3.1
   ohne Druck. Verhältnis E:A = 1:2.
5. Wenn am Steiß angekommen, Hände versetzt zur Schulter zurück.
   5–8 x wiederholen.
6. Ende: Ausstreichende Bewegung vom Nacken zum Steiß. Kurzes Verweilen.

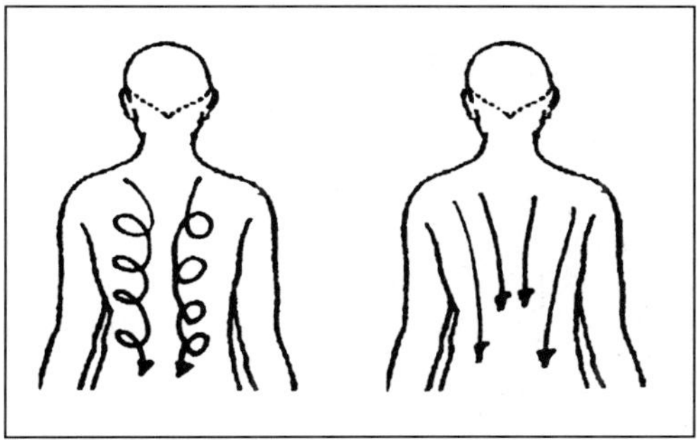

Kreisbewegungen Ausstreichen

At 5	**Pneumonieprophylaxe** bei bestehenden Lungenerkrankungen	**Pers.** 1	**Qualif.** Exam.	**Zeit** 10 min.	**Kat.** PRP/A 2

Zweck

- Atelektasenausbildung vermeiden
- Therapie bestehender Atelektasen
- Infektionen der Atemwege vermeiden
- Sekret verflüssigen und lösen
- Abhusten von Sekret erleichtern

Gefährdete Personen

- Patienten mit obstruktiven Lungenerkrankungen
- Infektionen der Luftwege
- Bronchiektasen
- Tumoren der Lunge
- andere Lungenerkrankungen

Durchführung

Allgemeine Voraussetzung:

Frischluft im Zimmer (30 Min. vor Maßnahmen lüften)

1. **Inhalation** mit Druckvernebler
   - Zusatz NaCl 0,9%
   - 3 x tgl. je 10 mMin.

   Oberkörperhochlagerung oder Sitzen
   Ruhig, gleichmäßig, nicht zu tief atmen
   Immer mit Inhalation beginnen
   Maske beim Ein- und Ausatmung auflassen
2. **Vibrationsmassage** mit Vibrax
   - 2 x tgl. je 5 Min.

   Seitenlagerung re. und li. zur Vibration je eines Lungenflügels
   Richtung: Hiluswärts
   Aussparen der Wirbelsäule, Schulterblätter und Nierengegend
   Nicht bei
   - akuten Herzerkrankunge
   - Wirbelsäulenfrakturen
   - Kopfverletzungen, SHT
   - Lungenembolie, Rippenfrakturen
3. **„Huffing"**, Hauchen
   Wie beim Anhauchen einer Scheibe
   Durchführen, sobald Schleim aufsteigt
   Besser als kräftiges Husten
4. **Lagerung**
   Häufiger Lagewechsel fördert die Lungenbelüftung

   a) Halbmondlagerung auf der Seite:
   Dehnlagerung, gute Belüftung der oben liegenden Lungenhälfte.
   Anwendung: 15 Min.

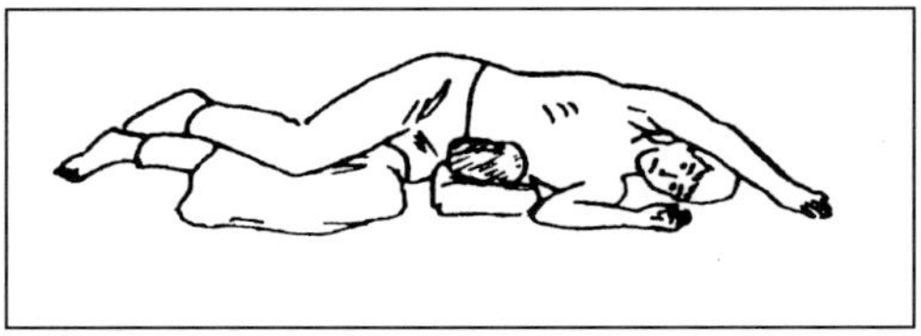

Kissen unter die Flanke

   b) Halbmondlagerung auf Rücken
   Anwendung: 15 Min.

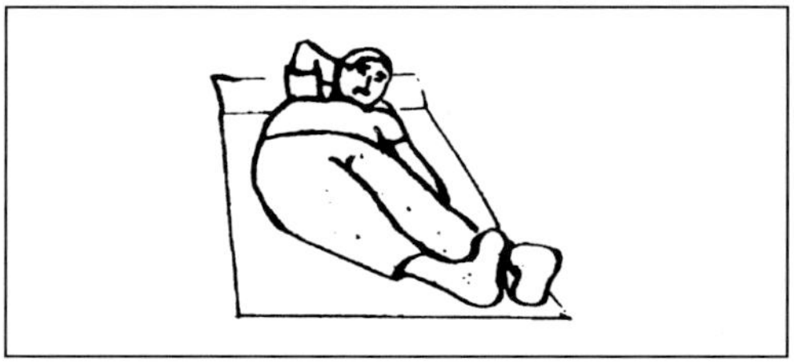

5. **Giebelrohr**
   Patient soll durch das Rohr ein- und ausatmen.
   Vorgehen:
   - Atemfrequenz zählen
   - Patient atmet 5 Min. durch Rohr mit 2 Steckverbindungen
   - erneut Atemfrequenz zählen
   - (bei Frequenz >24/min. Therapieform ungeeignet)
   - (bei Frequenz 20-24/min. geeignete Rohrlänge)
   - (bei Frequenz <20/min. weitere Steckverbindung ansetzen)

Giebelrohr nur nach Arztanordnung!

6. **IPPB**
   s. Standard AT 2
7. **VRP Desitin®**
   s. Standard At 1

Erstellt von Mentoren-AK/ J.M. Korrektur 9/98

SO 3	Trachealkanüle Verbandwechsel	Pers. 1	Qualif. Examen	Zeit 10 min.	Kat. VW/S 2

Zweck

- Stomaränder sind intakt, nicht entzündet, sauber und trocken

Hinweise

- Wechsel des Verbandes nach Verschmutzung oder Durchfeuchtung
- Hygienische Grundsätze der chirurgischen Wundversorgung beachten
- Absauggerät bereithalten

Material

- Händedesinfektionsmittel
- Unsterile Handschuhe
- Sterile Handschuhe
- Sterile Kompressen oder Kugeltupfer
- Sterile Schlitzkompresse oder Metallinekompresse
- Kanülenband
- NaCl 0,9%
- Kanülenband
- Abwurf

Durchführung

1. **Vorbereitung**
   - Pat. soll bequem sitzen. Er wird informiert und möglichst beteiligt
2. **Alten Verband entfernen**
   - Hände desinfizieren. Mit unsterilen Handschuhen alten Verband abnehmen. Entsorgen
3. **Reinigung**
   - Sterile Handschuhe anziehen. Reinigung des Stomabereichs mit sterilen Kompressen, die mit Nacl getränkt sind (Desinfektion nach ärztlicher Anordnung)
4. **Neuer Verband**
   - neue sterile Handschuhe anziehen
   - Schlitzkompresse oder (bei geringer Sekretion) Metallinekompresse unterlegen
   - Bei Verschmutzung Kanülenband durch sauberes Band ersetzen
   - Handschuhe und Material entsorgen
   - Händedesinfektion

Erstellt von Mentoren-AK/ J.M. Korrektur 8/98

SO 4	Trachealkanüle Innenkanülenwechsel (Seele)	Pers. 1	Qualif. Examen	Zeit 5 min.	Kat. /S2

Zweck

- Freihalten der Atemwege

Hinweise

- je nach Bedarf mehrmals täglich Innenkanüle wechseln
- Absaugeinheit bereithalten

Material

- Händedesinfektionsmittel
- Steriles NaCl 0.9%
- Sterile Kompresse
- Sterile Nierenschale
- Steriles Reinigungsbürstchen (1 x tlg. wechseln)
- Absauggerät
- unsterile Handschuhe

Durchführung

1. Vorbereitung

- Material richten
- Patienten informieren

2. Reinigung

- Händedesinfektion
- Unsterile Handschuhe anziehen
- Innenkanüle herausnehmen
- Grobe Verschmutzungen der Kanüle mit Mullkompresse entfernen
- Innenteil mit Hilfe des Bürstchens und der Reinigungslösung in der Nierenschale reinigen
- Mit sterilem NaCl abspülen
- Gesäuberte Kanüle mit Kompresse trocknen

3. Kanüle wieder einsetzen

- Kanüle wieder einsetzen oder andere Kanüle verwenden. Gesäuberte Kanüle in diesem Fall kontaminationsgeschützt aufbewahren (z. B. in steriler Kompresse eingeschlagen)
- Händedesinfektion

Erstellt von Mentoren-AK/ J.M. Korrektur 8/98

SO 5	Trachealkanüle Kanülenwechsel	Pers. 1-2	Qualif. Ärztl. Tätigkeit	Zeit 10 min.	Kat. /S3

Zweck

- Keine Infektion der Atemwege
- Kanüle soll durchgängig bleiben
- Stomabereich ist reizlos und sauber

Hinweise

- Wechselintervall der Kanüle legt der Arzt fest, in der Regel 2 mal pro Woche
- Durchführung ist ärztliche Tätigkeit, die nach Stabilisierung der Trachealwand aber an erfahrenes Pflegepersonal delegiert werden kann
- Absauggerät immer bereithalten

Material

- Händedesinfektionsmittel
- Unsterile Handschuhe
- Sterile Handschuhe
- Sterile Kompressen oder Kugeltupfer
- Sterile Schlitzkompresse oder Metallinekompresse
- NaCl 0,9%
- Abwurfbeutel
- Kanülenband
- Neue Kanüle
- Abwurf, z. B. Nierenschale
- Absauggerät
- Sterile Absaugkatheter
- Mundpflegeset

Durchführung

1. Vorbereitung

- Patienten informieren und bequem lagern (sitzen lassen)

2. Alte Kanüle entfernen

- hygienische Händedesinfektion
- Patienten abhusten lassen oder Mund-Rachenraum absaugen. Mundpflege durchführen
- Sterile Handschuhe anziehen
- Über Tracheostoma steril absaugen (Standard At 3)
- Kanülenband lösen und alten Verband entfernen
- Patienten zum Einatmen auffordern. Während der Einatmung die Trachealkanüle vorsichtig herausziehen und im Abwurf ablegen

3. Reinigung

- Sterile Handschuhe anziehen 6.3.1
- Wundbereich mit NaCl steril reinigen (Hautdesinfektion nach ärztlicher Anordnung)

4. Neue Kanüle

- Sterile Handschuhe anziehen
- Neue Kanüle mit leichten Drehbewegungen einführen, während der Patient ausatmet
- Sterile Schlitzkompresse unterlegen
- Kanüle mit Kanülenband fixieren
- Händedesinfektion

5. Nachsorge

- Wiederaufbereitbare Kanülen: Grobe Verschmutzungen mit Kompresse entfernen
- Kanüle abspülen und sterilisieren lassen

Beachte: Bei Kanülen mit Cuff vor der Entfernung Cuff entblocken

Erstellt von Mentoren-AK/ J.M. Korrektur 8/98

6.3.2 Urogenitaltrakt

Dauerkatheterisierung der Frau
Dauerkatheterisierung des Mannes
Pflege bei transurethralem Dauerkatheter
Kontinenztraining

Au 1	Dauerkatheterisierung der Frau	Pers. 2	Qualif. Exam., Nicht deleg.	Zeit 10 min.	Kat. KL/S 2

Zweck

Therapeutische Maßnahmen

- Harnverhaltung
- Bilanzierung
- große OP's
- u.U. Harninkontinenz
- spez. Indikationen (z. B. WS-Fraktur)

Hinweise

Arztanordnung notwendig!
Schüler nur unter Aufsicht!

- DK-Wechsel bei Latexkathetern nach 7-14 Tagen
- DK-Wechsel bei Silikonkathetern nach 4-6 Wochen
- DK-Beutel nach 2 Wochen wechseln

Material

- Material für Intimpflege
- Unterlage Moltex®
- Händedesinfektionsmittel
- Katheterset
- DK-Beutel
- 1 Paar sterile Handschuhe
- ein steriler Einzelhandschuh
- Schleimhautdesinfektionsmittel, z. B. Braunol®
- 2 Ballonkatheter, Ch 12 und Ch 14
- Spritze (10 ml) und Aqua dest. (10 ml), z. B. Ampuwa®
- Abwurfbeutel
- Fixierung, z. B. Mullbinde, Pflaster

Durchführung

1. Information
2. Intimsphäre schützen
3. Rückenlage, Unterlage vorlegen, Gesäß unterstützen, Beine anwinkeln und spreizen
4. Intimpflege
5. Händedesinfektion
6. Sterile Arbeitsfläche schaffen: Einpacktuch des Kathetersets zwischen Beinen der Patientin. Materialien darauf aseptisch ausrichten
7. Sterile Handschuhe anziehen. Arbeitshand 2 Handschuhe übereinander
8. Desinfektion
   Richtung Symphyse-Anus
   1. + 2. Tupfer große Schamlippen re. + li.
   3. + 4. Tupfer kleine Schamlippen re. + li.
   5. Tupfer Urethraöffnung
   6. Tupfer auf Vaginaleingang legen
   Eine Hand spreizt weiter Schamlippen
9. Oberen Handschuh der Arbeitshand von Assistentin ausziehen lassen
10. Assistentin reicht DK an und verbindet diesen dann mit dem DK-Beutel
11. Katheter einführen
12. Ballon mit 5-10 ml Aqua dest. füllen
13. DK bis Blasengrund zurückziehen
14. Bei Bettlägrigen: Fixierung des DK an Oberschenkel oder Bett
15. Händedesinfektion
16. Dokumentation: Zeitpunkt, Ch-Größe, Urinmenge, Blockung

Achtung

- Bei Blutungen, Widerstand, starken Schmerzen: Katheterisierung abbrechen!
- Bei chronischem Harnverhalten nicht mehr als 500 ml ablaufen lassen. Dann abklemmen und 30 Min. warten

Erstellt von Mentoren-AK/ J.M. Korrektur 9/98

Au 2	Dauerkatheterisierung des Mannes	Pers. 2	Qualif. Exam., Nicht deleg.	Zeit 10 min.	Kat. KL/S 2

Zweck

Therapeutische Maßnahmen

- Harnverhaltung
- Bilanzierung
- große OP's
- u.U. Harninkontinenz
- spez. Indikationen (z. B. WS-Fraktur)

Hinweise

Arztanordnung notwendig!
Schüler nur unter Aufsicht!

- DK-Wechsel bei Latexkathetern nach 7-14 Tagen
- DK-Wechsel bei Silikonkathetern nach 4-6 Wochen
- DK-Beutel nach 2 Wochen wechseln

Material

- Material für Intimpflege
- Unterlage Moltex®
- Händedesinfektionsmittel
- Katheterset
- DK-Beutel
- 2 Paar sterile Handschuhe
- Schleimhautdesinfektionsmittel, z. B. Braunol®
- Gleitmittel, z. B. Instillagel®
- 2 Ballonkatheter, Ch 14 und Ch 16 (Tiemannkatheter nur, wenn notwendig)
- Spritze (10 ml) und Aqua dest. (10 ml), z. B. Ampuwa®
- Abwurfbeutel
- Fixierung, z. B. Mullbinde, Pflaster

Durchführung

1. Information
2. Intimsphäre schützen
3. Rückenlage, Unterlage unter das Gesäß, Beine spreizen
4. Intimpflege
5. Händedesinfektion
6. Sterile Arbeitsfläche schaffen: Einpacktuch des Kathetersets auf dem Nachttisch. Materialien darauf aseptisch ausrichten
7. Sterile Handschuhe anziehen
8. DK-Beutel mit Katheter steril verbinden, Lochtuch vorlegen
9. Vorhaut zurückziehen
   Mit der anderen Hand desinfizieren (je 2 Tupfer Eichel links und rechts, 5. Tupfer für Harnröhrenöffnung)
10. Gleitmittel instillieren. Danach Harnröhre 1 Min. komprimieren. Penis auf frische Kompresse legen
11. Handschuhwechsel
12. Penis strecken und Katheter vorsichtig in die Blase einführen 6.3.2
13. Ballon mit Aqua dest. blocken (5-10 ml)
14. DK bis zum Blasengrund zurückziehen
15. Vorhaut vorschieben
16. Bei Bettlägrigen: Fixierung des DK an Oberschenkel oder Bett
17. Händedesinfektion
18. Dokumentation: Zeitpunkt, Ch-Größe, Urinmenge, Blockung

Achtung

- Bei Blutungen, Widerstand, starken Schmerzen: Katheterisierung abbrechen!
- Bei chronischem Harnverhalten nicht mehr als 500 ml ablaufen lassen. Dann abklemmen und 30 Min. warten
- Bei „Thiemann-Kathetern": „Nase" zeigt beim Legen nach oben

Erstellt von Mentoren-AK/ J.M. Korrektur 9/98

Au 3	Pflege bei transurethralem Dauerkatheter	Pers. 1	Qualif. Exam.	Zeit 10 min.	Kat. EB/A 2

Pflegeziele

- keimfreie Harnwege
- Durchgängiger, funktionsfähiger Katheter

Maßnahmen

1. **Intimpflege**

   2 x täglich gründliche Intimtoilette mit Wasser und Seife. Urethraöffnung reinigen. Auflagen und Verkrustungen am DK mit Wasser oder Wasserstoffperoxid reinigen. Keine routinemäßige Reinigung der Genitalschleimhaut mit Schleimhautdesinfektionsmittel, z. B. Braunol®

2. **„Innere Spülung"**

   Patient soll viel trinken, wenn möglich, 2-3 Liter
   Achtung: Kontraindikationen!

3. **Umgang mit DK-Beutel**

   - Beutel nicht über Blasenniveau
   - Schlauch soll im Bett flach, ohne Schlaufen und ohne durchzuhängen liegen
   - DK-Beutel am Fußende fixieren
   - Beutel immer vollständig entleeren

4. **DK nicht abklemmen**

   - kein Blasentraining durchführen
   - keine Schrumpfblasenprophylaxe (nur kurzfristig, z. B. für U-Kultur)

5. **DK und Beutel nicht diskonnektieren**

6. **Blasenspülung**

   Nur auf Arztanordnung
   Bei Verstopfen des DK:
   - Sterile Materialien und Flüssigkeiten verwenden
   - Aseptisches Vorgehen

Erstellt von Mentoren-AK/ J.M. Korrektur 9/98

Au 6	Kontinenztraining	Pers. 1	Qualif. Exam.	Zeit 10 min. od. 20 Min.	Kat. A/A A 2 A/A A 3

Ziel

- Der Patient soll durch Anpassung an einen Miktionsrhythmus kontinent werden
- Miktionsrhythmus soll sich nicht mehr am Harndrang, sondern an einem bestimmten Zeitintervall orientieren

Indikationen siehe unten

Durchführung

1. Information. Zur Mithilfe auffordern
2. Patient soll 2stdl. zur Toilette gehen (tagsüber bis 22.00 Uhr)
3. Anlegen eines Erfassungsbogens. Damit wird erkennbar, ob Miktionsintervall verlängert werden muss (Inhalt s. Beispiel)
4. Wenn Patient 10 Tage kontinent ist, kann das Intervall verlängert werden

Beispiel

Kontinenztraining		Name	Zi.:
Uhrzeit	kontinent	inkontinent	Einfuhr
7.00	√		
9.00	√		250 ml
11.00	√		

Inkontinenzform ➔	Dranginkontinenz motorisch	Dranginkontinenz sensorisch	psychisch bedingte Inkontinenz	Stressinkontinenz Überlaufinkontinenz Neurogene Inkontinenz
Gründe	Ungenügende Hemmung	Reizung der Blasenwand	Psychische Belastungen	Sphinkterschwäche od. Abflussbehinderung od. neurolog. Erkrankungen
Ursachen	Hirntumore Zerebralsklerose Apoplex M. Alzheimer M. Parkinson	Steine Blasentumore Harnwegsinfekte Diuretika Strahlentherapie	veränd. Umgebung ungew. Situation Verluste Bedürfnis nach Zuwendung	unterschiedlich
Symptome	Unkontrollierter Harndrang	Häufiger Harndrang	unbewusst, unkontrolliert, spontan	unterschiedlich
Restharn	nein	nein	nein	ja/nein
Pflegerische Maßnahmen	Kontinenztraining	Kontinenztraining	Kontinenztraining Zuwendung Motivation	verschieden

Erstellt von Mentoren-AK/ J.M. Korrektur 9/98

6.3.3 Verdauungssystem

Stomaversorgung
Darmeinlauf
Obstipationsprophylaxe
Kostaufbau bei Sondenernährung
Verabreichung von Sondenkost
Legen einer Ernährungssonde
Mundpflege

Au 7	Stomaversorgung	Pers. 1	Qualif. Examen	Zeit 10 min.	Kat. EB/A 2

Zweck

- Intakte Haut im Stomabereich
- Angepasste Versorgung des Stomas

Hinweise

Ileostomie (Dünndarm)
- Flüssig-breiiger Stuhl
- Erste Stuhlausscheidung nach OP nach 3–7 Tagen

Colostomie (Dickdarm)
- Breiiger bis geformter Stuhl
- Erste Stuhlausscheidung nach 3–7 Tagen

Material

- Unsterile Kompressen
- Seife oder Waschlotion ohne Rückfetter
- Abfallsack
- Versorgungssystem
  a) zweiteilig: Basisplatte, Beutel mit passendem Rastring, Klemme
  b) einteilig: System Klemme
- Schere
- Paste (bei Hautunebenheiten oder zum Abdichten)
- Einmalrasierer bei Bedarf
- Stift (Edding®) zur Schablonenherstellung bei Bedarf

Durchführung

1. Platte vorbereiten

Mittels Schablone Öffnung zuschneiden (die Schablone kann mit der transparenten Verpackung der Basisplatte und einem wasserfesten Stift angefertig werden: Umriss abmalen, zurechtschneiden)

2. Altes System lösen

Von oben nach unten abnehmen. Entsorgen

3. Reinigung

- Mit einer feuchten Kompresse Stomaumgebung reinigen. Seife nur bei grober Verschmutzung (mit klarem Wasser nachwischen). Reinigung zum Stoma hin
- Abtrocknen mit Kompressen
- Bei Bedarf Rasur (vom Stoma weg)

4. Neues System anbringen

- Bei Bedarf Unebenheiten mit Paste ausgleichen (direkt auf die Platte aufbringen oder auf die Haut)
- Neues System mit Beutel von unten nach oben auf die trockene Haut kleben
- Beutel bei Bettlägrigen seitwärts ableiten, bei mobilen Patienten senkrecht, beinwärts
- Klemme anbringen. Wölbung nach der Beinform (Beutel nicht um die Klemme schlingen)

5. Wechsel

Basisplatte spätestens nach 3 Tagen wechseln. Ebenso den Beutel (b. Bed. öfter).

Erstellt von Mentoren-AK/ J.M. Korrektur 9/98

Au 8	Darmeinlauf	Pers. 1	Qualif. Exam.	Zeit 5 min.	Kat. EL/S 2

Zweck

- Entleerung des Dickdarms

Hinweise

Nicht bei

- beginnender Gravidität
- drohendem Abort
- gastrointestinalen Blutungen
- akuten Unterleibserkrankungen

Material

- Irrigator
- Schlauch mit Hahn und Klemme
- Darmrohr
- Vaseline
- Unterlagen
- Abfallsack
- Einmalhandschuhe
- U. U. Nachtstuhl oder Bettschüssel
- Spüllösung: Wasser, Temp. 38-40°C
- Zusätze (bei Bedarf zur Auswahl):
  ⇨ Kamille (Kamillosan®) 20 ml/Liter
  ⇨ Glycerin 2% 200 ml/Liter
  ⇨ NaCl 0,9%
  ⇨ Öle (z. B. Olivenöl) 3 EL/Liter

Durchführung

1. Vorbereitung

- Lösung herstellen (37-40°C)
- Schlauch luftleer machen, abklemmen
- Darmrohr dünn einfetten
- Handschuhe anziehen
- Patient informieren
- Bett flach stellen
- Patient linke Seitenlage einnehmen lassen, Knie anziehen

2. Durchführung

- Einführung des Darmrohrs in den After, möglichst tief und ohne Kraftaufwendung
- Darmrohr und Schlauch verbinden
- Irrigator ca. 60 cm über dem Patienten aufhängen oder halten
- Klemme öffnen und Flüssigkeit einlaufen lassen. Nach der Hälfte der Spülflüssigkeit: Patienten drehen lassen. In rechter Seitenlage Rest einlaufen lassen

3. Ende

- Darmrohr entfernen
- Material entsorgen
- Patient soll den Einlauf mindestens 5 Minuten halten und dabei mehrmals die Seite wechseln

6.3.3

Erstellt von Mentoren-AK/ J.M. Korrektur 9/98

Au 9	Obstipationsprophylaxe	Pers. 1	Qualif. Exam.	Zeit 10 min.	Kat. AA/A 2

Zweck

- Erhalten der gewohnten Stuhlfrequenz
- Leichte Defäkation
- Verhindern einer Obstipation

Hinweise

- Persönliche Gewohnheiten möglichst berücksichtigen
- Umgebungsfaktoren beachten, z. B. saubere, nicht zu kalte Toilette
- Intimsphäre schützen

Durchführung

1. Mobilität fördern

a) Frühmobilisation

b) Bauchschnellen
Einatmen und dabei den Bauch einziehen. Den Bauch ruckartig nach vorne schnellen lassen und dabei ausatmen. Durchführung je 10 mal . Häufig über den Tag verteilt.

c) Bauchpresse
Den Bauch kräftig einziehn, bis 10 zählen und langsam entspannen. Durchführung je 5 mal, 3 mal am Tag.

d) Knieheben
Im Sitzen oder Liegen einen Oberschenkel so stark wie möglich anziehen, kurz halten und langsam zurückbewegen. Rechts und links je 10 mal

2. Kolonmassage

Während der Körperpflege massierende Waschungen im Colonverlauf. 6-7mal wiederholen

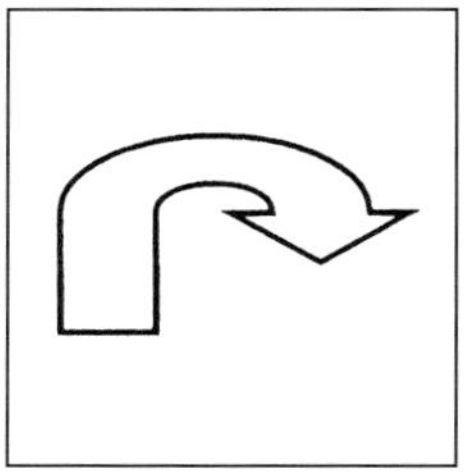

3. Kneipp-Waschung

Material: Schüssel mit kaltem Wasser, Geschirrtuch
- Tuch auf Waschlappengröße falten, ins Wasser tauchen, auswringen
- Bauch im Kolonverlauf 5 mal umkreisen
- Danach mit der Rückseite des Tuches und den beiden Innenseiten je 5 mal
- Tuch anfeuchten und Vorgang wiederholen

Mehrmals täglich durchführen. Nicht bei Harnwegsinfekt oder Frösteln.

3. Ernährung

- Ballaststoffreiche Ernährung: langsam einnehmen und gut kauen
- Weizenkleie: mit viel Wasser einnehmen
- Leinsamen: über Nacht in einem Glas Wasser einweichen lassen und morgens trinken
- Abführende Lebensmittel: Joghurt, Buttermilch, Kefir, Sauerkraut, Sauerkrautsaft, Rhabarber, Rhabarbersaft, Gemüse, Grünkohl, Bier, Dörrobst, Frischobst (außer Äpfel und Bananen)
- Obstipationsfördernde Lebensmittel vermeiden: Schokolade, Kakao, Kartoffeln, Rotwein, Weißbrot, Bananen, Äpfel, gekochte Milch
- Viel trinken: wenn möglich 3 Liter

Erstellt von Mentoren-AK/ J.M. Korrektur 9/98

Er 1	Kostaufbau bei Sondenernährung	Pers. 1	Qualif. Ärztl. Anordn., Exam.	Zeit –	Kat. –

Zweck

- Erhaltung/Wiederherstellung einer physiologischen Verdauung

Hinweise

- Indikationsgerechte Auswahl der Nahrung auf ärztliche Anordnung
- Wenn keine Sonderdiäten notwendig: Fresubin plus Sonde® und Fresubin flüssig® im Wechsel
- Bei starker Einschränkung der Verdauungsleistung: Survimed OPD®
- Bei Flüssigkeitsrestriktion oder bei hohem Energiebedarf: Fresubin 750 MTC®

Durchführung

6.3.3

1. Menge der Sondenkost

Orientiert an Energiebedarf, Wasserbedarf, Herz- und Nierenleistung (ärztl. Anordnung!)

2. Kostaufbau (mit Ernährungspumpe)

Tag	ml/d	ml/h	kcal/d	Dauer	zusätzl. Flüssigkeit
1	1000	75	1000	12h	1,5 - 2,0 l
2	1500	100	1500	15h	1,0 - 1,5 l
3	2000	150	2000	13h	0,5 - 1,0 l
4	2000	200	2000	10h	0,5 - 1,0 l
5	2000	250	2000	8h	0,5 - 1,0 l

Nach Kostaufbau weiter wie 5. Tag

Erstellt von Mentoren-AK/ J.M. Korrektur 8/98

Er 2	Legen einer Ernährungssonde	Pers. 1	Qualif. Ärztl. Tätigkeit, delegierbar	Zeit 10 min.	Kat. KL/S 2

Zweck

- Künstliche enterale Ernährung

Hinweise

- Ärztliche Tätigkeit, Anordnungspflicht
- Zur Kontrolle der Sondenlage ist eine Röntgenaufnahme notwendig
- Sondenwechsel bei PU- oder Silikonsonden nicht notwendig
- keine PVC-Sonden zur Ernährungstherapie

Material

- Sonde mit Mandrin (z. B. Freka®-Ernährungssonde CH 8, 12, 15)
- Schleimhautanästhetikum (z. B. Xylocain®-Spray oder Xylocain®-Gel)
- Fixierpflaster (z. B. schmales Albuplast®, 5 cm lang), Watteträger
- Wundbenzin
- Wasserfester Stift (z. B. Edding)
- ein Glas Wasser
- Abwurfschale und Zellstoff
- Stethoskop und Blasenspritze
- Handschuhe
- Glandosane® Spray

Durchführung

- Patient aufsitzen lassen
- Sondenlänge abmessen: Magengrube, hinter das Ohr zur Nasenspitze – Länge mit Stift markieren
- Mandrin mit Glandosane® Spr. gleitfähig machen
- Handschuhe anziehen
- Nasenwege reinigen und mit Watteträger Nasenloch mit Anästhesie-Gel einreiben (Einwirkzeit beachten!)
- Sonde mit Xylocain®-Gel gleitfähig machen
- Sonde ca. 10 cm einführen
- Kopf beugen lassen und Patient zum aktiven Schlucken auffordern. Evtl. dabei trinken lassen
- Bis zur Markierung vorschieben; danach noch ca. 10 cm weiter
- Luftinsufflation über den Mandrinansatz und gleichzeitige Auskultation im Oberbauch mit Stethoskop
- Mandrin entfernen (evtl. vorher Röntgenkontrolle)
- Haut am Nasenrücken mit Benzin entfetten
- Sondenlage markieren und Sonde fixieren
- Lagekontrolle im Röntgen

Erstellt von Mentoren-AK/ J.M. Korrektur 8/98

Er 3	Verabreichung von Sondenkost	Pers. 1	Qualif. Exam.	Zeit 15 min.	Kat. SO/A 2

Zweck

- Situationsangepasste, hygienisch einwandfreie Versorgung mit allen notwendigen Nährstoffen sowie mit Flüssigkeit

Hinweise

- **täglicher** Wechsel des Sondenbestecks; zwischen den Mahlzeiten Sondenbesteck mit warmem Wasser reinigen
- Blasenspritze mit warmem Wasser reinigen, täglicher Wechsel
- angebrochene Sondennahrung im Kühlschrank lagern und innerhalb von 24 h verbrauchen
- Sondenkost mit Ernährungspumpe oder per Schwerkraft verabreichen. Keine Bolusernährung mit Blasenspritze usw.
- Keine Früchtetees oder Fruchtsäfte verwenden

Material

- Überleitgerät, u. U. Ernährungspumpe
- Blasenspritze
- Stethoskop (nicht bei PEG)
- Sondenkost und Flüssigkeit nach ärztlicher Anordnung

Beispiel

Sondenkost 2000 ml/Tag = 2000 kcal
Flüssigkeit 1000 ml

Laufgeschwindigkeit:
500 ml in 2 Stunden = 83 Trpf./min.

Tagesplan

08.00 h	500 ml Sondenkost, 250 ml Tee
12.00 h	500 ml Sondenkost, 250 ml Tee
16.00 h	500 ml Sondenkost, 250 ml Tee
20.00 h	500 ml Sondenkost, 250 ml Tee

Durchführung

- Sondenkost vorbereiten
- Kopfteil des Bettes auf 30° hochstellen
- Überleitgerät füllen und Tropfgeschwindigkeit einstellen
- Lagekontrolle (außer PEG): Luftinsufflation – „Blubbern“ mittels Stethoskop hören
- Überprüfung der Magenentleerung bei bewusstseinsgestörten Patienten; Mageninhalt ansaugen, wenn Aspirationsvolumen > 100 ml **keine** Sondenkost verabreichen, sondern 1 bis 2 Stunden warten und Vorgang wiederholen
- Überleitgerät mit Sonde verbinden und Sondenkost einlaufen lassen
- Sonde mit Tee oder Wasser durchspülen
- Nach Nahrungszufuhr: 30°Oberkörperhochlagerung mindestens für 30 Minuten beibehalten 6.3.3

Medikamentenzufuhr

Tabletten zermörsern und ca. 15 Minuten in Wasser auflösen

- Sonde mit Tee oder Wasser durchspülen
- Medikamente mit Blasenspritze eingeben
- Sonde durchspülen

Beachte:
Kapseln, Retardtabletten und Dragees sind bei Sondengabe u. U. in ihrer Wirkung verändert

Erstellt von Mentoren-AK/ J.M. Korrektur 8/98

Kp 6	Mundpflege	Pers. 1	Qualif. Exam.	Zeit 20 min.	Kat. MD/A 3

Zweck

- Anfeuchten der Mundschleimhaut
- Reinigung der Mundhöhle
- Steigern des Wohlbefindens

Hinweise

- bei Lysetherapie keine Klemme zur Mundpflege verwenden
- keine Antiseptika wie Chlorhexidin verwenden (Chlorhexamed®, Doreperol®)
- kein alkoholhaltiges Mundwasser
- Glycerin nur bei Belägen anwenden (trocknet Mundschleimhaut aus)

Material

Mundpflegeset

- Kugeltupfer
- Pean-Klemme oder weiche Zahnbürste bzw. Wattestäbchen

Lösung

- Kamillentee
- Wasser, Mineralwasser
- Salbei: Bei Entzündungen zur Pinselung pur
- Einmalhandschuhe bei Bedarf
- Lippencreme oder -stift
- Spatel, Taschenlampe

Durchführung

1. Zahnprothese entfernen bzw. feste Zähne mit Zahnbürste putzen
2. Inspektion der Mundhöhle mit Spatel und Taschenlampe
3. Auswischen der Mundhöhle
   - Wischrichtung: von hinten nach vorne
   - oben beginnen
   - weicher Gaumen zuletzt (Brechreiz)
4. Lippen mit Salbe oder Fettstift eincremen

Mindestens 3 x täglich durchführen.

Bei Zungenbelag: Citro-Glycerol® oder etwas Butter auftragen. Einwirken lassen. Abwischen.

Erst. 4/94; Korr.: 2/98 J.M.; MentorInnen-AK

6.3.4 Haut

Ganzkörperwaschung
Beruhigende Ganzkörperwaschung
Ganzkörperwaschung bei Apoplexie
Hautpflegemittel – Anamnese des Hauttyps
Haarwaschung im Bett
Dekubitusprophylaxe

Kp 1	Ganzkörperwaschung	Pers. 1	Qualif. Exam.	Zeit 25 min.	Kat. GW/A 3

Zweck

- Reinigung
- Intakte Haut
- Wohlbefinden des Patienten

Hinweise

- Zuvor Anamnese über Waschgewohnheiten erheben
- Gewohnheiten wenn möglich berücksichtigen

Material

- Waschschüssel
- 2 Waschlappen (oben/unten)
- 2 Handtücher (oben/unten)
- Einmalmaterial für Intimpflege
- b. Bed. Seifen oder Hautpflegemittel (s. Standard Hautpflege)

Durchführung

1. Patient in bequeme Lage bringen

2. Mögliche Reihenfolge
   - Hände
   - Gesicht (Augen von außen nach innen)
   - Hals, Brust, Achselhöhlen, Arme
   - Beine, Füße

   Wasserwechsel

   - Intimbereich vorne mit Einmalmaterial analwärts waschen
   - Rücken
   - Intimbereich hinten mit Einmalmaterial analwärts waschen

3. Patient nicht mehr als nötig entblößen

4. Haut nach Waschen mit Seife/Syndet gründlich mit klarem Wasser nachwaschen

5. Bei Bedarf Mundpflege (s. Standard), Rasur oder Phrophylaxen (s. Standard) kombinieren

Erst. 4/94; Korr.: 2/98 J.M.; MentorInnen-AK

Kp 3	Beruhigendende Ganzkörperwaschung	Pers. 1	Qualif. Exam.	Zeit 25 min.	Kat. GW/A 3

Zweck

- Beruhigend bei Patienten mit Unruhezuständen, Einschlafstörungen, Schmerzen (Basale Stimulation)

Material

- Waschschüssel
- 2 Handtücher (wenn möglich weich)
- 2 Waschlappen (wenn möglich weich)
- b. Bed. Seife oder Hautpflegemittel (s. Standard Kp 5)

Durchführung

- Störungen vermeiden (z. B. Schild an die Tür)
- Wassertemperatur höher als Körpertemperatur
- Mit Haarwuchsrichtung waschen (vom Thorax ausgehend in Richtung Peripherie)
- In Haarwuchsrichtung abtrocknen
- Wenn möglich Hand- und Fußbad

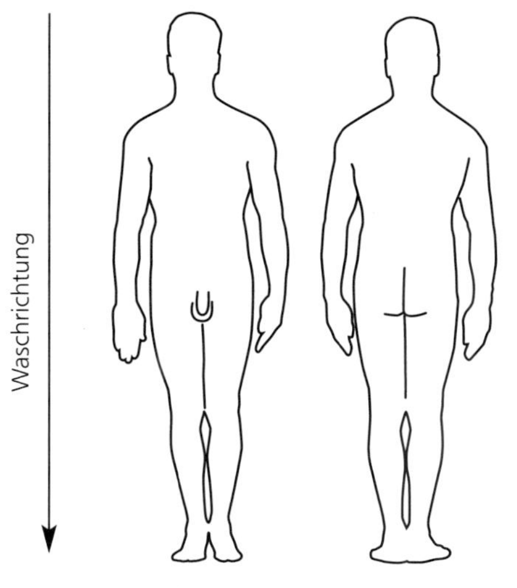

Wasch- und Haarwuchsrichtung

6.3.4

Erst. 4/94; Korr.: 2/98 J.M.; MentorInnen-AK

Kp 4	Ganzkörperwaschung bei Apoplexie	Pers. 1	Qualif. Exam.	Zeit 25 min.	Kat. GW/A 3

Zweck

- Bei Patienten mit Hemiplegie
- Wahrnehmung der plegischen Seite fördern
- „Zusammenfügen“ der Körperhälften

Hinweise

- Patient soll Technik baldmöglichst selbst beherrschen und durchführen
- Waschmethode konsequent beibehalten

Material

- Waschschüssel
- 2 Handtücher
- 2 Waschlappen
- Einmalmaterial für Intimpflege
- b. Bed. Seife oder Hautpflegemittel (s. Standard Hautpflege)

Durchführung

- Wasser entsprechend der Körpertemperatur (kein Kältereiz)
- Pflegende(r) steht an betroffener Seite
- Von der nicht betroffenen zur betroffenen Seite waschen. Auf der Körpermittellinie Druck etwas verstärken (Betonung der Mittellinie)
- Reihenfolge
  ⇨ nicht betroffener Arm-Brustkorb-betroffener Arm
  ⇨ Brust, Bauch, Rücken von der nicht betroffenen Seite zur betroffenen Seite
  ⇨ Beine wie Arme waschen
- Waschbahnen immer durchziehen
- genau so nachtrocknen

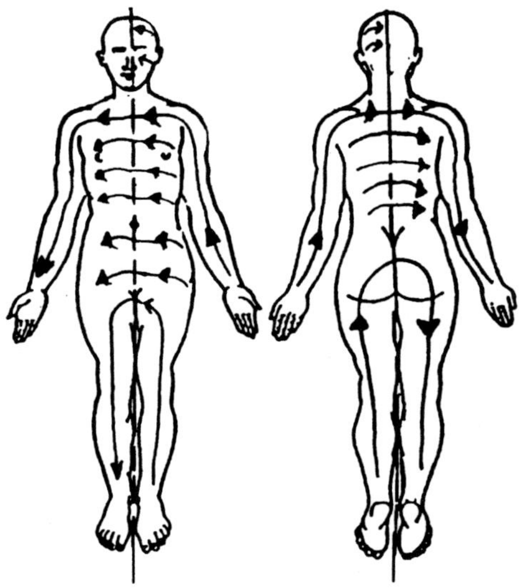

betroffene nicht betroffene betroffene
Körperhälfte

Erst. 4/94; Korr.: 2/98 J.M.; MentorInnen-AK

Kp 5	Hautpflegemittel – Anamnese des Hauttyps	Pers. 1	Qualif. Exam.	Zeit	Kat.

Material

Hautreinigungsmittel

Syndets (chemisch-synthetische waschaktive Substanzen)
- Waschlotion, Waschgel, Duschgel, Schaumbad, Reinigungsmilch und -emulsion
- Anwenden bei fetter Haut, bei seifenempfindlicher Haut

Seifen (Fest- und Flüssigseifen)
- Bei normaler und trockener Haut

Ölbad
- Bei trockener Haut zur Rückfettung (nicht zur Reinigung)

Seifen/Syndets in der Regel maximal einmal pro Tag zur Ganzkörperpflege einsetzen

Hautpflegemittel, Cremes, Körperlotionen

Typ Wasser in Öl - Emulsionen
- ziehen langsam ein
- gute Feuchtigkeitsvermittlung
- für trockene Haut und Altershaut
- nicht bei fetter Haut

Beispiel: Linola®-Fett N

Typ Öl in Wasser - Emulsionen
- ziehen rasch ein
- führen zu Feuchtigkeitsverlust
- geeignet für fette und jugendliche Haut
- nicht bei trockener Haut

Beispiel: PH5 Eucerin®-Lotion

Vaseline/Melkfett nur zum Kälteschutz verwenden. Verstopft die Poren!

6.3.4

Hauttyp	Eigenschaften	Merkmale (besonders im Gesicht)
Trockene Haut (Sebostatisch)	fett- oder wasserarm, da sie wegen verminderter Talgproduktion weniger Feuchtigkeit speichert	glanzlos, feinporig, Fältchen, Spannungsgefühl
Fettige Haut (Seborrhoisch)	vermehrte Talgproduktion, erscheint dicker, da in der Hornhautschicht mehr Fett und Feuchtigkeit gespeichert wird	fettiger Glanz, große Poren, Neigung zu Mitessern und Pickeln
Normale Haut	Talgproduktion und Feuchtigkeitshaushalt ausgewogen, daher pflegeleicht, allerdings selten anzutreffen	rosig und mit mattem Glanz
Mischhaut	Talgproduktion und Feuchtigkeitshaushalt je nach Hautpartie unterschiedlich – mal eher fettig, mal eher trocken	trockene Augen- und Wangenpartien, etwas fettige Stirn, Nase und Kinn

Erst. 4/94; Korr.: 2/98 J.M.; MentorInnen-AK

Kp 7	Haarwaschung im Bett	Pers. 1	Qualif. Exam.	Zeit 15 min.	Kat. HW/A 3

Zweck

- Persönliche Hygiene, Wohlbefinden

Hinweise

Nicht durchführen bei Patienten mit
- Dyspnoe
- akuter Lungenembolie
- dekompensierter Herzinsuffizienz

Material

- Zwei Spanntücher
- Ein dickes Spanntuch (wasserdicht)
- Plastiksack
- Eimer als Ablauf
- Meßbecher
- Eimer für das Waschwasser
- Handtuch
- Waschlappen für die Augen
- Shampoo, Fön, Kamm oder Bürste

Durchführung

1. Haarwäsche mit Hilfe eines Plastiksacks

- Information
- Rückenlage, wenn möglich leichte Kopftieflage
- Bettbogen, Bettbrett und Kissen entfernen

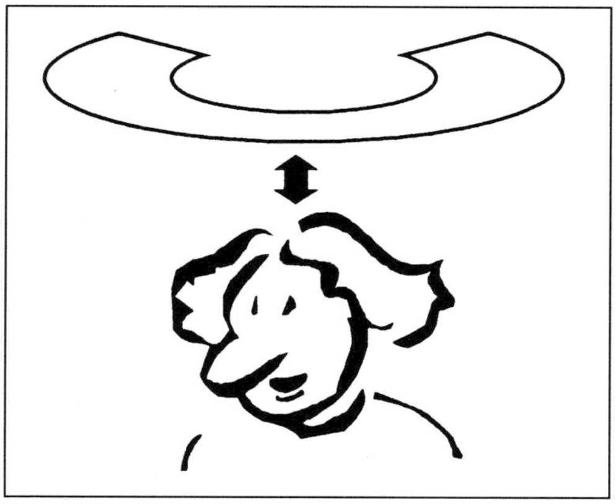

- Wasserdichtes Spanntuch unter Kopf und Schultern legen
- Die beiden anderen Spanntücher in der Breite aufrollen und als U formen. Im Nacken des Patienten liegen die Spanntücher jetzt doppelt
- Plastiksack über das U in Richtung Bettende legen
- Eimer ans Kopfende des Bettes auf den Boden stellen, so daß der Sack hineinhängt
- Meßbecher füllen, Haare waschen
- Patient hält den Waschlappen als Augenschutz
- Haare ausspülen
- Haare trocknen
- Bett richten

2. Haarwäsche mit Hilfe eines Haarwaschbeckens

Haarwaschbecken übernimmt die Funktion der beiden Spanntücher und des Plastiksacks. Sonst wie in Möglichkeit 1

Erstellt von Mentoren-AK/ J.M. Korrektur 8/98

Lag 1	Dekubitusprophylaxe	Pers. 1-2	Qualif. Exam.	Zeit 10 min. (20 min.)	Kat. PRD (LAG 2-4)

Ziel

Risikofaktoren erkennen und beheben
- Verkürzen der Druckverweilzeit (z. B. durch 2stdl. Umlagerung)
- Vergrößerung der Auflagefläche (z. B. durch Weichlagerung)
- Verlagerung des Auflagedrucks von empfindlichen auf weniger empfindliche Hautareale (z. B. durch 30°-Lagerung)

Gefährdete Personen – Risikofaktoren

In jedem Alter	In hohem Alter
Koma	Fieber >39°C
Hemi-/Paraplegie	Exsikkose
Kachexie	Anämie
Schock	Narkose
Analgesie	Starke Sedation
MS	Schwere Depression
AVK	

Durchführung

1. **30°-Lagerung**
   - Ganzen Körper im 30°Winkel lagern
   - Lagerungskissen oder -decke liegen auf der Matratze
   - Regelmäßiger Wechsel rechte und linke Seite 2-4stdl. nach Bedarf
2. **Schiefe Ebene**
   - Lagerungsmaterial wird unter die Matratze gebracht, ca. 20 cm hoch. Dadurch Kippung der Matratze um 15-20°
   - Matratze auf der gesamten Seite unterstützen, z. B. mit Kissen, Decken
3. **135°-Lagerung**
   - Patient liegt schräg auf einem Kissen auf dem Bauch
4. **V-Lagerung**
   Zwei Kissen zu „Schiffchen“ formen. Die Kissen V-förmig hinter den Patienten legen: Hals und Kopf liegen frei. Kopf mit Kopfkissen unterlegen. Anwenden bei:
   - Dekubiti an der Wirbelsäule
   - PD-Katheter
   - Drainagen

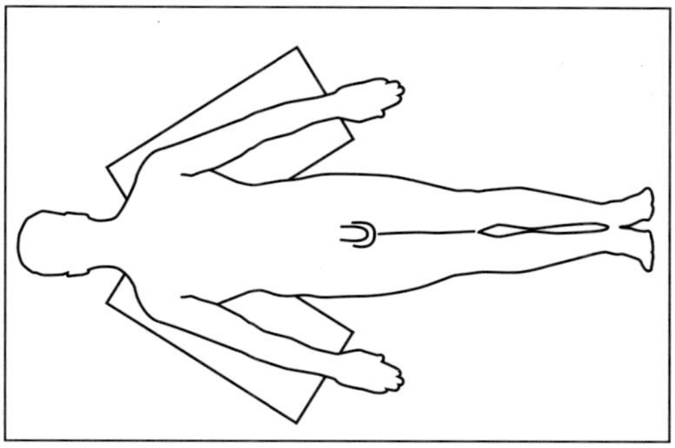

5. **Hohllagerung mit Kissen**

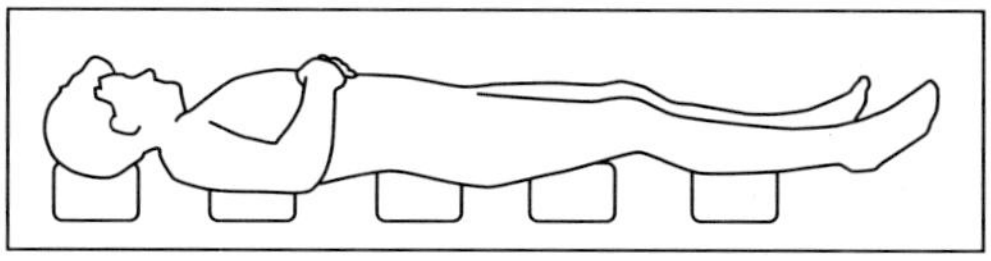

6. **Weichlagerung**
   Soft-Care®-Matratze:
   - Ventil am linken Fußende des Bettes
   - Pat. soll sich ins Bett legen. 1 Min. mit Gebläse aufpumpen. Kappe aufsetzen
   - Erst jetzt Haltelaschen unter die Matratze stecken
   - Tägl. Tastprobe im Beckenbereich. Wenn Knochen tastbar, 30 Sek. nachpumpen

Bettlaken nur locker einziehen. Weitere Wäsche (Spanntuch usw.) vermeiden

Achtung:
Weichlagerung fördert Immobilität, Indikationen?

Beachte:
Nicht anwenden: Gummiluftringe, Wasserkissen, Eisen und Fönen, kleinzellige Wechseldruckmatratzen

Unwirksam:
Hyperämisierende Salben, Massagen, Fersenschoner, usw.

Erstellt von Mentoren-AK/ J.M. Korrektur 9/98

6.3.5 Bewegungsapparat

Kontrakturenprophylaxe: Lagerung
Kontrakturenprophylaxe: Bewegungsübungen
Thromboseprophylaxe: Antithrombosestrümpfe (T.E.D.®)
Thromboseprophylaxe: Bewegungsübungen, Lagerung

Lag 2	**Kontrakturenprophylaxe** Lagerung	Pers. 1-2	Qualif. Exam.	Zeit 10 min.	Kat. PRK/S 2

Zweck

- Aufrechterhalten der normalen Gelenkstellung und -beweglichkeit

Gefährdete Patienten
- Bewegungseingeschränkte Patienten (Lähmung, Koma, Somnolenz usw.)
- Patienten mit Gelenkerkrankungen (Arthritis, Arthrose, usw.)
- Frakturen der Extremitäten
- Ruhigstellung von Gelenken (Gips)

Hinweise

Bettruhe vermeiden. Sobald medizinisch möglich, mit Mobilisierung beginnen

Durchführung

Lagerung

Prinzip:
Lagerung in Funktionsstellung, häufiger Lagewechsel (2-3stdl.)

1. Rumpf und Beine
- Körperachse gerade
  - Kopf nicht nach vorne beugen
  - Knie fast gestreckt, Handtuch unterlegen
  - Füße:
    - ⇨ Spitzfuß vermeiden
    - ⇨ Weiches Stützkissen, Decke über Bettbogen am Fußende
    - ⇨ Beine leicht spreizen

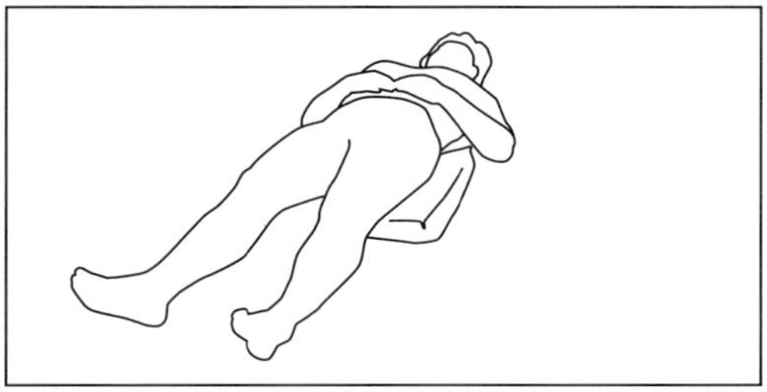

- Außenrotation des Beines vermeiden
- Hüfte und Oberschenkel leicht unterlegen
- Fuß soll gerade sein

2. Lagerung der Arme
- Oberarme ca. 30° vom Körper abspreizen
- Ellenbogengelenk leicht gebeugt (100°)
- Unterarm leicht erhöht

3. Lagerung der Hand

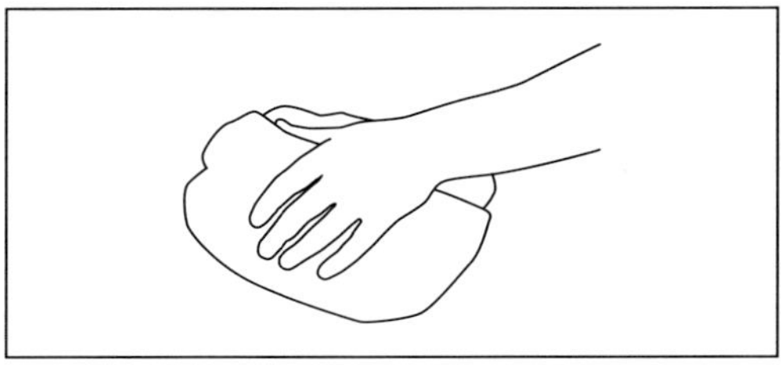

- Hand zur Streckseite leicht gebeugt
- Finger leichte Schalenhaltung
- Daumen in Oppositionsstellung zum Zeigefinger

Achtung

Prinzipien auch in Seitenlagerung beachten!

Erstellt von Mentoren-AK/ J.M. Korrektur 9/98

Lag 3	Kontrakturenprophylaxe Bewegungsübungen	Pers. 1	Qualif. Exam.	Zeit 5 min.	Kat. PRK/S 2

Zweck

Aufrechterhalten der normalen Gelenkbeweglichkeit

Gefährdete Patienten
- Patienten mit Bewegungseinschränkungen (Lähmungen, Koma, Somnolenz usw.)
- Patienten mit Gelenkerkrankungen (Arthritis, Arthrose, usw.)
- Frakturen der Extremitäten
- Ruhigstellung von Gelenken (Gips)

Hinweise

- Bettruhe und passive Bewegungsübungen sobald wie möglich durch Mobilisation und aktive Bewegungen ersetzen
- Bewegungsübungen z. B. mit der Körperpflege kombinieren

Maßnahmen

Beweungsübungen (bes. aktive) belasten den Kreislauf. Deshalb bei größeren Anstrengungen oder Mobilisation Kreislaufkontrolle:
- Ruhepuls messen
- Puls nach Übung messen. Soll nicht mehr als 30 Schläge/Min. höher liegen (nicht über 100/Min.), sonst ist Übung zu schwer
- Puls sollte nach 6 Min. wieder normal sein

Bewegungsübungen können passiv (nur wenn nicht anders möglich) oder aktiv durchgeführt werden
- Vorsichtiges Durchbewegen, keine Schmerzen verursachen
- Die betr. Extremität oberhalb und unterhalb des zu bewegenden Gelenks unterstützen und unter leichtem Zug bewegen

Übung 1 x tgl. 3-5 mal pro Bewegung. An problematischen Gelenken (z. B. Fußgelenk 2-3 x tgl.

1. Bewegung des Schultergelenkes

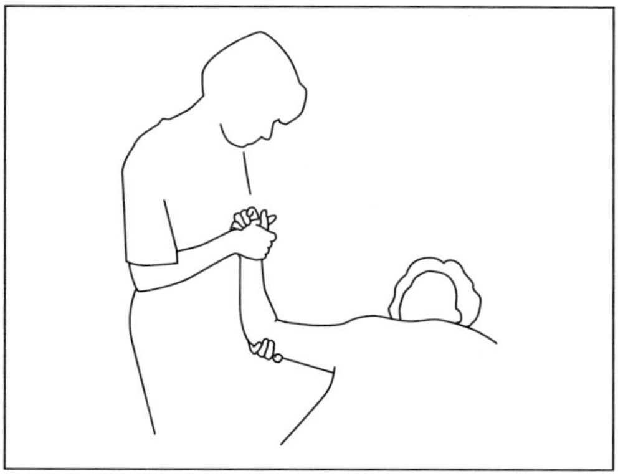

2. Bewegung des Hüftgelenkes

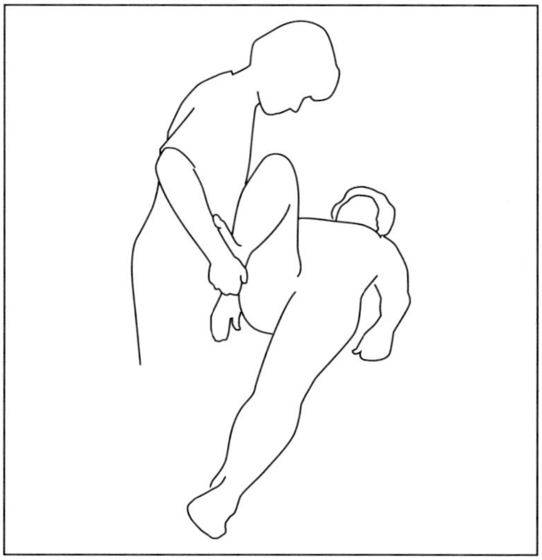

3. Bewegung der Hand

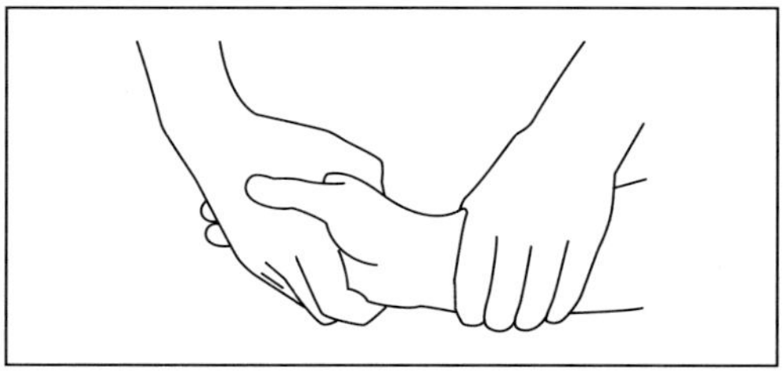

Erstellt von Mentoren-AK/ J.M. Korrektur 9/98

6.3.5

Lag 3	**Kontrakturenprophylaxe** Bewegungsübungen	**Pers.** 1	**Qualif.** Exam.	**Zeit** 5 min.	**Kat.** PRK/S 2

4. Bewegung des Fußes

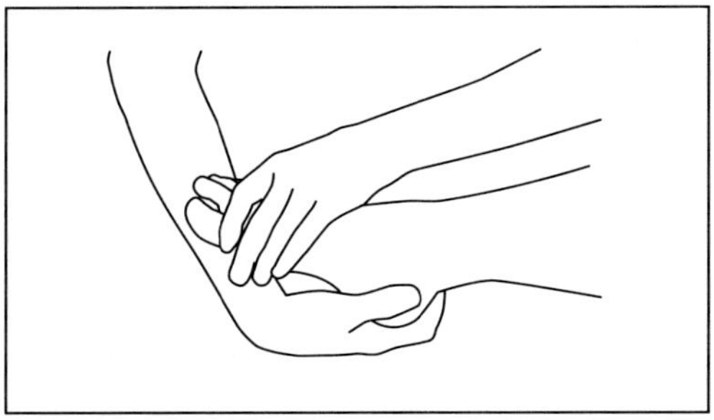

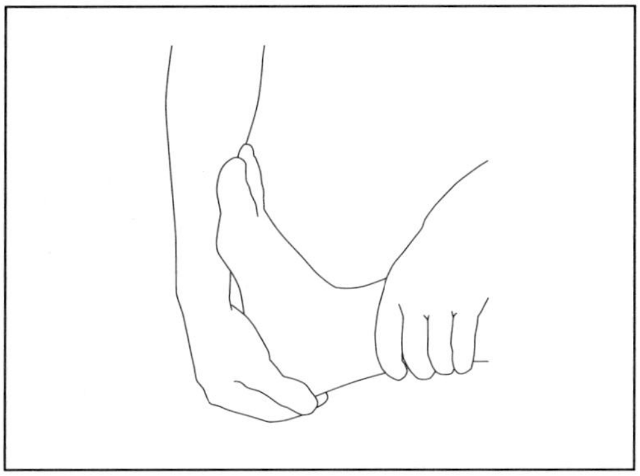

Jeweils alle Bewegungsmöglichkeiten des behandelten Gelenks durchführen

THR 1	Thromboseprophylaxe Antithrombosestrümpfe (T.E.D.®)	Pers. 1	Qualif. Exam.	Zeit 5 min.	Kat. PRT/A 2

Ziel

- Steigerung des venösen Rückflusses bei thrombosegefährdeten Patienten (siehe Messskala-Standard THR 3)

Beachte

- Als alleinige Maßnahme (zusammen mit der Frühmobilisation) ausreichend bei Patienten mit mittlerem Thromboserisiko (siehe Messskala 6 - 10 Punkte)
- Bei große Thrombosegefahr (> 10 Punkte) zusätzliche Bewegungsübungen (siehe Standard THR 2)

Kontraindikationen
- AVK (oder nach Abklärung mit Arzt)
- Herzinsuffizienz (oder nach Abklärung mit Arzt)
- Hautunverträglichkeit
- Abnorme Beinumfänge (Beine wickeln)

Material

- Maßband des Herstellers
- passende Strümpfe
- Wasser-Öl-Emulsion (z. B. Linola H® Bepanthen-Salbe®)

Durchführung

1. Information und Anleitung des Patienten

2. Strumpflänge messen

   - Wadenumfang
     an der stärksten Stelle der Wade
   - Beinlänge
     Länge zwischen Ferse und Gesäßfalte

Bei Oberschenkelumfang > 63 cm knielange Strümpfe verwenden

T.E.D.® – Physikalische Prophylaxe nach Maß
Wirkt, wenn er richtig sitzt!

Und so ziehen Sie ihn an:

1. Mit einer Hand bis zur Ferse in den Strumpf fassen und das Fersenteil von innen greifen.

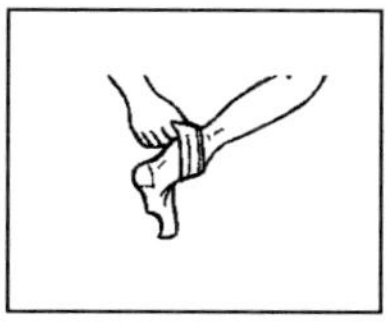

2. Fersenteil festhalten und mit der anderen Hand den Strumpf über das festgehaltene Fersenteil stülpen.

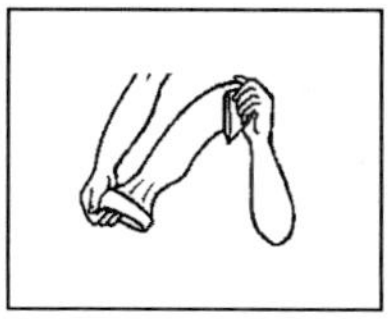

3. Das umgestülpte Fersenteil über den Fuß und die Ferse ziehen. Ptüfen Sie, ob die Ferse des Patientenbeins richtig in der Mitte der Fersenrundung liegt.

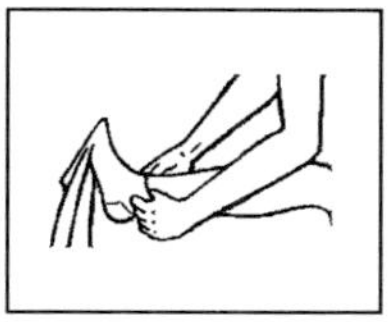

4. Den Strumpf faltenfrei über Knöchel und Wade nach oben ziehen. Der **Wechsel der Webart** (deutlich am Strumpfgewebe sichtbar) sollte **2,5 bis 5 cm unterhalb der Kniebeuge** liegen. 6.3.5

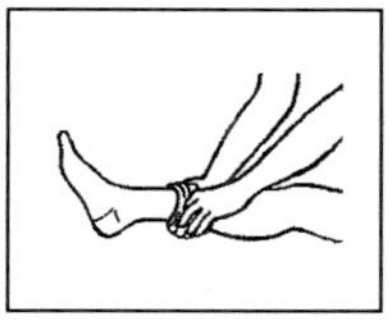

5. Den Sitz des Strumpfes auf Faltenfreiheit prüfen. Wenn nötig, Zehenteil nach vorne ziehen, um Knöchel und Spanngegend zu glätten. Darauf achten, daß die Zehen genügend Platz haben. Der obere Strumpfrand endet an der Gesäßfalte.

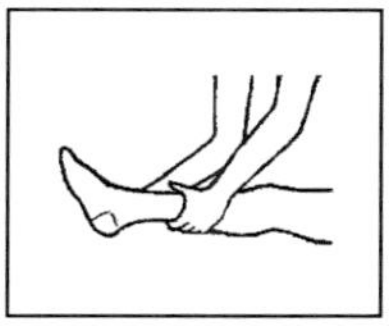

Hinweise

- Anlegen der T.E.D.®-Strümpfe nur im Liegen bei entstauten Venen. Zum Entstauen Beine 1 Min. lang 50-90° hochhalten
- T.E.D.®-Strümpfe über 24 Std. tragen
- tgl. Hautbeobachtung und Hautpflege mittels W/Ö-Präp.
- Wechsel der T.E.D.®-Strümpfe alle 2-3 Tage

Erstellt von Mentoren-AK/ J.M. Korrektur 9/98

THR 2	**Thromboseprophylaxe** Bewegungsübungen, Lagerung	**Pers.** 1	**Qualif.** Examen	**Zeit** 10 min.	**Kat.** PRT/A 2

Ziel

- Steigerung des venösen Rückenflusses bei thrombosegefährdeten Patienten (siehe Messskala-Standard THR 3)

Beachte

- Bei Patienten mit hohem Gefährdungsgrad (siehe Messskala > 10 Punkte)

Zusätzlich

T.E.D.®-Strümpfe und Mobilisation

Kontraindikationen

- AVK (Nach Abklärung mit Arzt)
- Herzinsuffizienz (mit Arzt abklären)

Massnahmen

1. Passive oder aktive Gymnastik

a) Pedaltreten:
   - Anziehen und Strecken des Fußes
   - 4 x tgl. mindestens 5 mal je Fuß

b) Fahrradfahren und Fußkreisen
   - 4 x tgl. mindestens 5 mal je Bein

2. Beine intermittiernd erhöht lagern

Fußende ca. 20–35° hochstellen oder Kopfkissen verwenden.
Nicht bei
- AVK
- Lumbalpunktion
- Spinalanaesthesie bis 48 Std. postoperativ

3. Beine ausstreichen

Beine intermittierend herzwärts ausstreichen (Achtung: nicht bei Verd. a. Thrombose)

Erstellt von Mentoren-AK/ J.M. Korrektur 9/98

6.3.6 Injektionen und Punktionen

Subcutane Injektion
Intramuskuläre Injektion
Pleurapunktion
Aszitespunktion
Lumbalpunktion
Beckenkammpunktion

Med 2	Subcutane Injektion	Pers. 1	Qualif. Ärztl. Tätigk., delegierbar	Zeit 1 Min.	Kat. Grundwert S 1

Hinweis

- Ärztliche Tätigkeit, delegierbar
- Schülerinnen und Schüler nur unter Aufsicht

- Keine öligen Injektionslösungen verwenden
- Nicht in veränderte Hautbezirke injizieren, z. B. Ödeme, Hämatome, Allergien, Pilzinfektionen
- Bei Heparin: Injektionsnadel nicht luftleer machen

Material

- Fertigspritze bzw. aufgezogene Spritze
- b. Bed. Kanüle Nr 16–24
- Spritzentablett mit
  ⇨ Tupfern
  ⇨ Hautdesinfektionsmittel
- Händedesinfektionsmittel
- Kanülenabwurf

Durchführung

1. Händedesinfektion
2. Injektionsstelle desinfizieren
3. Hautfalte abheben
4. Nadel zügig in Hautwulst einführen:
   - Einstichwinkel bei Fertigspritzen mit Kanülenlänge von 12 mm senkrecht, ganz einführen, wenn in Bauchhaut injiziert
   - bei Kanülenlänge 20 mm je nach Fettgewebe und Lokalisation senkrecht oder in 45° injizieren
5. Aspirieren, wenn von Medikament vorgegeben. Bei Heparin unterlassen
6. Langsam injizieren
7. Nadel herausziehen
8. Erst nach Herausziehen der Nadel Hautwulst loslassen
9. Injektionsstelle abtupfen

Bei der nächsten Injektion sollte die Injektionsseite gewechselt werden

Injektionsorte für die subcutane Injektion

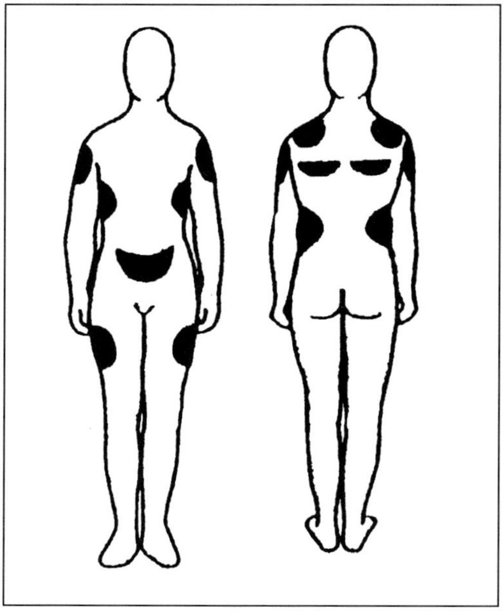

Erstellt: J.M./Mentoren-AK Korrektur 9/98

Med 3	Intramuskuläre Injektion	Pers. 1	Qualif. Exam.	Zeit 5 Min.	Kat. Grundwert S 1

Achtung

- Ärztliche Tätigkeit, Schüler/innen nur unter Aufsicht
- Nicht in veränderte Hautbezirke injizieren, z. B. Ödeme, Hämatome, Allergien, Injektionen
- Nicht bei
  ⇨ Gerinnungsstörungen oder Markumartherapie
  ⇨ Schock
  ⇨ Muskelatrophie
  ⇨ Verdacht auf Infarkt
  ⇨ Patienten, bei denen eine Lysetherapie durchgeführt werden soll

Material

- Händedesinfektionsmittel
- Hautdesinfektionsmittel
- Aufgezogene Spritze
- Kanülen entsprechender Länge (s. Tabelle)
- Spritzentablett mit Tupfern (sterilisiert)
- Kanülenabwurf

Durchführung

1. Händedesinfektion
2. Patient soll Seitenlage einnehmen, oben liegendes Bein leicht anwinkeln
3. Injektionsort lokalisieren
4. Hautdesinfektion: sprühen, mit Tupfer in die Haut einreiben, nochmals sprühen. Einwirkzeit beachten.
5. Einstich senkrecht
6. Aspirieren. Wird Blut aspiriert, erneute Injektion an anderer Stelle
7. Wird der Knochen getroffen, Kanüle ca. 1 cm zurückziehen
8. Medikament langsam (2 ml/Min.) injizieren
9. Kanüle entfernen, mit Tupfer komprimieren

Optimale Kanülenlänge

Untergewicht:	47/48 mm	G 21 x 2 (grün)
Normalgewicht:	51/52 mm	G 20 x 2 4/5 (gelb)
Übergewicht:	60/61 mm	G 20 x 2 4/5 (gelb)

A Ventroglutäale Injektion (v. Hochstetter)

- Abtasten der drei Knochenvorsprünge
  ⇨ Darmbeinstachel
  ⇨ Darmbeinkamm
  ⇨ Trochanter
- Damit der Handballen auf dem Trochanter zu liegen kommt, die Hand auf der Achse des Darmbeinstachels um 2 cm nach vorne verschieben
- Zeige- und Mittelfinger bilden ein Dreieck, in dessen Spitze die Einstichstelle liegt
- Ort mit Fingernagel markieren

B Crista-Methode (Sachtleben)

- Ausgangspunkt ist eine gedachte Gerade vom Trochanter zur Mitte des Darmbeinkamms
- Injektionsort beim Erwachsenen 3 Querfinger unterhalb des Darmbeinkamms. Kleinkinder 2 Finger, Säuglinge 1 Finger

Erstellt: J.M./Mentoren-AK Korrektur 9/98

6.3.6

Punktion 1	Pleurapunktion	Pers. 1–2	Qualif. Examen	Zeit 10 Min.	Kat. PK/S 2

Zweck

- Diagnose (Art des Ergusses)
- Therapie (Ablassen, Medikamentengabe)

Hinweise

Komplikationen:

- Pneumothorax
- Blutung
- Infektion
- Kollaps
- Lungenödem

Material

- Punktionsset
- Braunüle, gloßlumig (grau)
- Hautdesinfektionsmittel
- Händedesinfektionsmittel
- Sterile Kompressen/Tupfer
- Lokalanästhesie:
  ⇨ Scandicain® 1% (2 x)
  ⇨ Spritze 5 ml (2 x)
  ⇨ Kanüle Nr. 1, gelb (2 x)
- Sterile Handschuhe
- Pflaster (Cutiplast®)
- Unterlage (Moltex®)
- Abfallsack
- Labor/Zytologie:
  ⇨ Weiße Monovette
  ⇨ Rote Monovette
  ⇨ Steriles Röhrchen
  ⇨ Anforderungsformular für Labor
  ⇨ Anforderungsformular für Zytologie
  ⇨ Anforderungsformular für Bakteriologie

Durchführung

Arzt:

- Ergusslokalisation feststellen
- Desinfektion
- Lokalanästhesie
- Einstich am Oberrand einer Rippe, zwischen der hinteren Axillarlinie und der Skapulalinie
- Material abpunktieren
- Pflasterverband

Pflege:

- Lagerung des Patienten:
  Sitzend an der Bettkante oder auf einem Stuhl, den Oberkörper vorgebeugt, die Arme erhöht abgelegt.
  Oder liegend auf der Seite, den Arm über dem Kopf gebeugt.
- Pflegekraft steht vor dem Patienten und unterstützt ihn
- Anreichen des Materials (durch 2. Pflegekraft)
- Patienten nach der Punktion versorgen, Atmung, Puls und RR überwachen. U.U. Röntgenkontrolle
- Dokumentation (Was wurde abgenommen, wieviel, Befinden des Patienten)
- Material versorgen
  Untersuchungsmaterial aus Spritzeninhalt abfüllen. Ins Labor oder die Zytologie bringen

Erstellt: J.M./Med. Klinik 2/99

Punktion 2	Aszitespunktion	Pers. 1	Qualif. Examen	Zeit 10 Min.	Kat. PK/S 2

Zweck

- Diagnose (Art des Ergusses)
- Therapie (Entlastung)

Hinweise

Komplikationen:

- Verletzung von Organen
- Blutung
- Infektion
- Kollaps, Schock

Material

- Infusionssystem, Schere
- Braunüle, gloßlumig, 2,0 mm (braun)
- Hautdesinfektionsmittel
- Händedesinfektionsmittel
- Sterile Kompressen/Tupfer
- Sterile Handschuhe
- Pflaster (Cutiplast®)
- Unterlage (Moltex®)
- Abfallsack

Bei diagnostischer Punktion (meistens in der Ambulanz)

- Spritze 20 ml
- Kanüle Nr. 1
- Rote und orangene Monovette
- Steriles Röhrchen
- Laboranforderung
- Zytologieanforderung
- Bakteriologieanforderung

Durchführung

Arzt:

- Punktionsort bestimmen und markieren, meist auf der Linie Nabel-Spina iliaca anterior superior. Übergang zum äußersten Drittel.
- Desinfektion
- Einstich mit Braunüle®
- Verbinden mit Infusionssystem, bei dem die Tropfkammer abgeschnitten wurde
- Fixieren des Systems
- Erguss abpunktieren
- Pflasterverband

Pflege:

- Patienten bitten, die Blase zu entleeren
- Bei Bedarf rasieren
- Bauchumfang messen
- Lagerung des Patienten: leichte Linksseitenlage
- Überwachen des Patienten während der Punktion
- Nach der Punktion:
  - ⇨ Vitalzeichen kontrollieren
  - ⇨ Bauchumfang messen
  - ⇨ Punktatmenge messen und dokumentieren
  - ⇨ Kontrolle des Verbandes

Erstellt: J.M./Med. Klinik 2/99

Punktion 3	Lumbalpunktion	Pers. 1–2	Qualif. Examen	Zeit 10 Min.	Kat. PK/S 2

Zweck

- Diagnose (Tumorzellen, Infektionen usw.)
- Therapie (Entlastungspunktion)

Hinweise

Komplikationen:

- Kleinhirneinklemmung
- Lähmungserscheinungen
- Infektion
- Kopfschmerz (ca. 30%), Übelkeit

Material

- Punktionsnadeln nach Sprotte oder konventionelle LP-Nadeln
- Sterile Kompressen (mind. 5 Pk.)
- Hautdesinfektionsmittel
- Händedesinfektionsmittel
- Sterile Handschuhe
- Unsterile Handschuhe
- Spritzenabwurf
- Einmalrasierer
- Müllbeutel
- Pflaster (Cutiplast®)
- Unterlage (Moltex®)
- Mehrere sterile Röhrchen. Beschriften mit Nummern, z. B. von 1–4
  Laboranforderung, Zytologieanforderung
- Blutabnahme: rote und orangene Monovette, Laboranforderung, Blutabnahmeset
- Lokalanästhesie (Scandicain 1%, Spritzen, Kanülen) bei Bedarf

Durchführung

Arzt:

- Lokalisierung der Einstichstelle, auf Höhe der Verbindungslinie zwischen Darmbeinkämmen, zwischen LWK 3 und 4 oder zwischen LWK 4 und 5
- Hautdesinfektion
- Bei Bedarf Lokalanästhesie
- Einstich. Kanüle vorschieben bis Liquor fließt
- Abtropfen des Liquors in die Röhrchen
- Nadel entfernen, Pflasterverband

Pflege:

- Information des Patienten: Blase entleeren lassen
- Lagerung des Patienten: sitzend an der Bettkante oder auf einem Stuhl.
  Oder liegend auf der Seite, Rundrücken
- Pflegekraft steht vor dem Patienten und unterstützt ihn
- Anreichen des Materials (durch 2. Pflegekraft)
- Patienten nach der Punktion versorgen, Atmung, Puls und RR kontrollieren
  Sensibilitätsstörungen, Kopfschmerzen?
- Patient soll viel trinken (2 l in den ersten 2 Stunden wenn möglich)
  Bettruhe: je nach Anordnung 1–6 Std.
  Z. B. bei Punktion nach Sprotte 2 Std. flache Rückenlage. Danach erstes Aufstehen in Begleitung. Gelockerte Bettruhe
  Bei konventionellen Nadeln: 6 Std. Bettruhe, davon die ersten 2 in Bauchlage.
  Bei Entlastungspunktionen keine Bettruhe
- Dokumentation (Was wurde abgenommen, Befinden des Patienten)
- Material versorgen
  Untersuchungsmaterial in ein Glas mit lauwarmem Wasser. Sofort ins Labor oder die Zytologie bringen

Erstellt: J.M./Med. Klinik 2/99

Punktion 4	Beckenkammpunktion	Pers. 1–2	Qualif. Examen	Zeit 10 Min.	Kat. PK/S 2

Zweck

- Diagnose (Hämatologische Erkrankungen, Tumorzellen usw.)

Hinweise

Komplikationen:

- Infektion
- Verletzung des Knochens, Hämatom

Material

- Punktionsnadeln (einzeln abgepackt) oder Punktionsset
- Sterile Kompressen (mind. 5 Pk.)
- Hautdesinfektionsmittel
- Händedesinfektionsmittel
- Sterile Handschuhe
- Skalpell mit 11er Klinge
- Lokalanästhetikum (Scandicain®) 1%
  5 ml-Spritzen und Kanüle Nr. 1 überlang
- 10 ml-Spritzen (mehrere)
- Steriles Lochtuch
- Sandsack
- Spritzenabwurf
- Einmalrasierer, Müllbeutel
- Pflaster (Cutiplast®), Unterlage (Moltex®)
- Steriles Röhrchen mit Formalin
- Blutabnahmeset, rote und orangene Monovette, Laboranforderung
- Untersuchungsanforderung Labor

Laborantin bringt Objektträger usw. mit

Durchführung

Arzt:

- Desinfektion der Punktionsstelle
- Lokalanästhesie
- Stichinzision mit dem Skalpell
- Punktionsnadel wird in den Beckenkamm vorgeschoben
- Entfernen des Mandrins
- Aspirieren der Knochenmarkszellen in eine Spritze
- Wenn Biopsiematerial entnommen werden soll: Punktionsnadel ohne Mandrin drehend in das Knochenmark weiter vorschieben. Punktionsnadel entfernen und Knochenmarkszylinder mit Draht in das Röhrchen stoßen

Pflege:

- Labor informieren, Termin vereinbaren
- Information des Patienten: Blase entleeren lassen
- U.U. Prämedikation (z. B. Valium®) auf Anordnung verabreichen
- Punktionsstelle bei Bedarf rasieren
- Lagerung des Patienten: auf der Seite mit angewinkelten Knien oder auf dem Bauch mit einer Rolle unter der Hüfte
- Vor dem Patienten stehen, Lagerung unterstützen
- Assistenz, Material anreichen (2. Pflegekraft) 6.3.6
- Nach der Punktion: Punktionsstelle mindestens 3 Minuten komprimieren. Danach Pflasterverband anlegen und Patienten auf dem Sandsack lagern
  Patient soll eine Stunde Bettruhe einhalten
- Beobachtung auf Nachblutungen
- Dokumentation, Material bei Bedarf versorgen (Röhrchen in Pathologie)

Erstellt: J.M./Med. Klinik 2/99

6.3.7 Spezielle Applikationen

Zytostatika
Bluttransfusion
Port-System: Punktion
Port-System: Spülung

Med 4	Zytostatika	Pers. 1	Qualif. Richten: Exam. Gabe: Arzt	Zeit 10 Min.	Kat. Zyt S 2

Achtung

- Sachgerechter Umgang
- Schutz der eigenen Person und Umgebung
- Hautkontakt und Einatmen von Aerosolen vermeiden!
  Bei Hautkontakt: Mit viel kaltem Wasser abspülen!
  Bei Augenkontakt: Mit Wasser oder NaCl 0,9% ausspülen!
  Immer Meldung an Betriebsarzt!

Hinweise

- Umgang mit Zytostatika nur durch unterwiesenes Personal
- Injektionen, Kurzinfusionen vom Arzt durchführen lassen
- Schwangere und Jugendliche dürfen nicht mit Zytostatika umgehen

Material

- Berner Box
- Zytostatika und Lösungsmittel
- Je nach Bedarf:
  ⇨ Spritzen
  ⇨ Kanülen
  ⇨ Überleitungskanülen
  ⇨ Infusionssysteme
- Druckentlastungseinrichtung (Chemospike®)
- Kanülenabwurf
- Desinfektionsspray
- Sterile Kompressen
- Wasserfester Stift (Edding®)
- Armstulpen
- Handschuhe (Latex®)
- Saugfähige Unterlage mit flüssigkeitsdichter Unterseite (mögl. fusselfrei)
- Entsorgungsbox für Zytostatikaabfälle
- Abfalltüte

Durchführung

1. Vorbereitung

- Berner Box einschalten (muß mind. 30 Min. in Betrieb sein)
- Armstulpen und Handschuhe anziehen
- Box mit saugfähiger Unterlage auslegen
- Material in Box platzieren

2. Richten

- Aufziehen der Zytostatika in der Mitte der Box
- Bei Durchstechampullen: Chemospike® verwenden
- Wenn möglich Überleitungskanülen verwenden
- Spritzen, die nach dem Aufziehen luftleer gemacht werden müssen, mit einer Kompresse am Konus schützen
- Bei Infusionen: Infusionssysteme in der Box füllen

3. Nachsorge

- Kanülen in Kanülenabwurf in der Box
- Material, das mit Zytostatika in Berührung gekommen ist, in Plastiktüte geben und in Zytostatikaentsorgungsbox
- Nicht kontaminiertes Material in Hausmüll
- Arbeitsfläche mit Einmalwischtuch und Wasser reinigen
- Danach mit alkoholfreiem Desinfektionsmittel auswischen
- Nachlaufzeit der Box mind. 10 Min.

Erstellt: J.M./Mentoren-AK   Korrektur 9/98

Med 5	Bluttransfusion	Pers. 1	Qualif. Richten: Exam. Gabe: Arzt	Zeit 15 Min.	Kat. Inf/S 2

Achtung

- Sachgerechter Umgang
- Komplikationen vermeiden

Komplikationen

1. **Hämolyse/Unverträglichkeit**
   Symptome: Kopf-, Gelenk- und Gliederschmerzen, Unruhe, Atemnot, Übelkeit, Erbrechen, Schockzeichen
   Maßnahmen: Transfusion unterbrechen, Schocklagerung, Arzt informieren
2. **Allergie**
   Symptome: Hautrötung, Juckreiz, Temperaturanstieg, Blutdruckabfall
   Maßnahmen: Transfusion unterbrechen, Arzt informieren
3. **Septische Reaktion**
   Symptome: Schüttelfrost, Fieber
   Maßnahmen: Transfusion unterbrechen, Arzt informieren

Hinweise

- Vorbereitung und Durchführung sind ärztliche Tätigkeiten. Nur die Vorbereitungen sind delegierbar!
- Exakte Kontrolle der Konserve, um Verwechslungen zu vermeiden
- Transfusionszeit max. 6 Std. nach Erwärmung
- Erwärmungsdauer nach Entgegennahme im Labor: 30–60 Min. Erwärmung im Wasserbad nach Anordnung. Nicht über 37°C Wassertemperatur

Material

- Blutkonserve
- Transfusionsbesteck (v. Labor)
- Händedesinfektionsmittel
- Sprühdesinfektionsmittel
- Infustionsständer
- Material für venösen Zugang
- Bed-Side-Test
- Begleitpapiere der Konserve

Durchführung

1. Richten der Transfusion

- Händedesinfektion
- Konserve vorsichtig durchmischen (nicht schütteln!)
- Abreißlasche an der Konserve desinfizieren
- Transfusionsbesteck einführen, Klemme schließen
- Konserve an Ständer hängen
- Flüssigkeitsspiegel herstellen: Muss oberhalb des Blutfilters sein
- Schlauch füllen

2. Anhängen durch den Arzt

- Braunüle® legen, Bed-Side-Test, Konserve anlegen, Einstellen der Tropfgeschwindigkeit i.d.R. 40–60 Tr./Min.)

3. Überwachung

- Anfangs kontinuierliche Überwachung von RR, Puls, Atmung, Bewusstsein, Haut während ca. 15 Minuten
- Dann sporadisch bis zum Ende der Transfusion

4. Ende der Transfusion

- Ca. 10 ml Blut im System belassen
- Braunüle® mit NaCl 0,9% durchspülen
- Transfusionssystem 24 Std. im Kühlschrank aufbewahren

6.3.7

Erstellt: J.M./Mentoren-AK Korrektur 9/98

Med 6	PORT-System – Punktion	Pers. 1	Qualif. Ärztl. Tätigk.	Zeit 5 Min.	Kat. –

Zweck

- Materialschonendes Vorgehen zur sicheren Arzneimittelzufuhr

Hinweise

- Ärztliche Tätigkeit
- Aseptische Arbeitsweise für Lebensdauer des PORT-Systems sehr wichtig!

Material

- Händedesinfektionsmittel
- Hautdesinfektionsmittel
- Tupfer
- 10 ml NaCl 0,9% (Fertigampulle)
- 10 ml Spritze
- Intraport-Stick
- Dreiwegehahn
- unsterile Handschuhe
- unsterile Kompresse 7,5 x 7,5 cm
- Fixomull®-stretch (Fixierpflaster) 10 x 10 cm

Durchführung

1. Vorbereitung

- Händedesinfektion
- 10 ml NaCl 0,9% aufziehen
- Intraport – System öffnen und Dreiwegehahn anschließen
- System mit NaCl 0,9% füllen; Spritze mit Restmenge NaCl 0,9% am System belassen

2. Durchführung

- Schutzpapier vom Stick entfernen
- Haut und Portmembran senkrecht und zügig durchstechen
- PORT-System mit Restmenge NaCl 0,9% zügig aber ohne Druck durchspülen
- bei guter Durchgängigkeit Klebering andrücken und so den Stick fixieren
- Dreiwegehahn schließen und Spritze entfernen
- vorbereitete Infusion anschließen

3. Verband

- Die Kompresse im Steigrohrprinzip auf der oberen Brustkorbhälfte platzieren
- Klebeverband so fixieren, dass die Kompresse zentral liegt und die Verbindungsstelle zwischen PORT-System und Infusionssystem mit Dreiwegehahn fixiert ist

Erstellt: J.M./Mentoren-AK Korrektur 9/98

Med 7	PORT-System – Spülung	Pers. 1	Qualif. Ärztl. Tätigk.	Zeit 5 Min.	Kat. –

Zweck

- Keine Okklusion (Verstopfung/Verschluss)

Hinweise

Ärztliche Tätigkeit

A: Nach Ende einer Infusionsgabe und Entfernung des Systems Spülung mit Heparin/NaCl 0,9%
B: Einmal wöchentlich Spülung mit Alkohol und Heparin/NaCl 0,9%

Material

A:

- 2500 i.E. Heparin
- 10 ml NaCl 0,9% (in Fertigampulle)
- Händedesinfektionsmittel
- zwei unsterile Handschuhe
- ein steriler Mulltupfer
- 10 ml Spritze

B:
wie **A** und zusätzlich

- 10 ml Ampuwa® (in Fertigampulle)
- 5 ml Alkoholkonzentrat 96%
- 10 ml NaCl 0,9% (in Fertigampulle)

Durchführung

A:

1. Vorbereitung

- Händedesinfektion
- 10 ml NaCl 0,9% und 2500 i.E. Heparin in 10 ml Spritze aufziehen
- Handschuhe anziehen

2. Durchführung

- Dreiwegehahn schließen
- Klebeverband im Bereich der Verbindungstelle PORT-System/Infusionssystem entfernen
- Spritze am Dreiwegehahn ansetzen und Lösung zügig einspritzen (positiver Druck)
- Dreiwegehahn schließen
- Klebering des PORT-Systems lösen und PORT-Körper zügig entfernen
- Sterilen Tupfer auflegen, ggf. Cutiplast®

B:

1. Vorbereitung

- Händedesinfektion
- 10 ml NaCl 0,9% in Spritze aufziehen
- 10 ml NaCl 0,9% und 2500 i.E. Heparin in 10 ml Spritze aufziehen
- 5 ml Ampuwa® und 5 ml Alkohol 96% in 10 ml Spritze aufziehen
- Handschuhe anziehen

2. Durchführung

- zuerst über Dreiwegehahn 10 ml NaCl 0,9% injizieren
- danach Ampuwa®-/Alkohol 96%-Gemisch über Dreiwegehahn spritzen
- eine Minute warten
- danach Heparin/NaCl 0,9% injizieren
- Klebering des PORT-Systems lösen und PORT-Körper zügig entfernen
- sterilen Tupfer auflegen, ggf. Cutiplast®

Erstellt: J.M./Mentoren-AK Korrektur 9/98

6.3.8 Verbände

Verbandwechsel ZVK
Verbandwechsel Redondrainage
Verbandwechsel septische Wunden
Verbandwechsel aseptische oder kontaminierte Wunden
Verbandwechsel PEG
Wundauflagen
Verbandwechsel SPDK
Kompressionsverband (Pütter-Verband) Unterschenkel
Kompressionsverband (Pütter-Verband) Oberschenkel
Verbandwechsel Hydrokolloidverband

Vw 1	Verbandwechsel ZVK	Pers. 1	Qualif. Ärztl. Tätigk., delegierbar	Zeit 10 Min	Kat. VW/S 2

Zweck

- Kontrolle der Einstichstelle
- Keimreduzierung

Hinweise

- Wenn keine Entzündungszeichen vorliegen, VW nur jeden 3. Tag (Abtasten)
- Bei transparenten Hydrokolloidpflastern erst, wenn sich der Verband löst
- Dokumentation der Einstichlänge (cm-Angaben auf ZVK)

Material

- Händedesinfektionsmittel
- Hautdesinfektionsspray, z. B. Frekaderm®, Cutisept®
- Abwurfmöglichkeit
- unsterile Handschuhe
- sterile Kugeltupfer
- unsterile Kompressen
- Pflaster, 5 x 5 cm, z. B. Cutiplast® oder Hydrokolloidverband (klein)
- Fixierung:
  Fixierpflaster, z. B. Fixomull® stretch oder Omnifix®
  Streifen Textilpflaster, z. B. Albuplast
- Sterile Pinzette

Durchführung

Anstelle der sterilen Pinzetten können auch sterile Handschuhe verwendet werden

1. Vorbereitung

- Patient informieren, lagern
- Zimmer: Fenster, Türen schließen
- Material patientennah richten
- Hände desinfizieren

2. Verband entfernen

- Handschuhe anziehen
- alten Verband entfernen, dabei Pflasterstreifen belassen (bis Abb. 5b)

3. Reinigung der Wundumgebung

Mit neuen Handschuhen und einer sterilen Pinzette Reinigung von der Einstichstelle weg: sprühen-wischen-sprühen.

4. Inspektion der Einstichstelle

5. Neuer Verband

a) Pflaster/transparenten Verband auf Einstichstelle
b) Zügelpflaster wenn nötig erneuern, Steg legen
c) Kompresse auffalten und Katheter platzieren, S-Form legen
d) mit Stretch-Pflaster fixieren

Der Einstich-Verband und der Fixier-Verband sollen getrennt ablösbar sein.

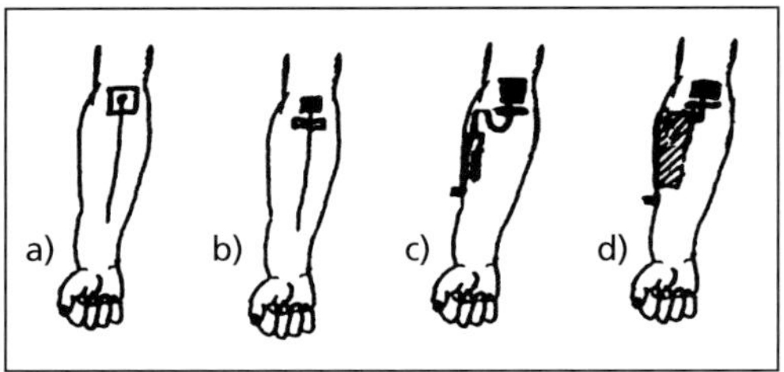

Bei Subclavia-Kathetern Pflaster und Zügel anbringen

Erstellt: Mentoren-AK./J.M. Korrektur 8/98

VW 2	Verbandwechsel Redondrainage	Pers. 1	Qualif. Ärztl. Tätigk., delegierbar	Zeit 10 Min	Kat. VW/S 2

Zweck

- Kontrolle der Einstichstelle
- Keimreduzierung

Hinweise

- Prinzipien des aseptischen VW anwenden
- häufige VW vermeiden
- Lokaltherapeutika sind anordnungspflichtig

Material

- Händedesinfektionsmittel
- Abwurfmöglichkeit
- unsterile Handschuhe
- 1 sterile Pinzette oder Handschuh
- Schere
- 4 sterile Kugeltupfer
- 2 sterile Schlitzkompressen (7,5 x 7,5 cm)
- Hautdesinfektionsspray, z. B. Frekaderm®, Cutisept®
- Verbandfixiermaterial Fixierpflaster, z. B. Fixomull® stretch ca. 10 x 10 cm

Durchführung

Anstelle der sterilen Pinzette kann auch ein steriler Handschuh verwendet werden

1. Vorbereitung

- Patienten informieren, lagern
- Zimmer: Fenster, Türen schließen
- Material patientennah richten
- Hände desinfizieren

2. Verband entfernen

- Handschuhe anziehen
- alten Verband entfernen

3. Reinigung der Wundumgebung

- Mit neuen Handschuhen und einer sterilen Pinzette Reinigung von der Einstichstelle weg vornehmen
- Hautdesinfektionsmittel verwenden (auch Redondrainage einsprühen)
- pro Tupfer nur einmal wischen

4. Wundinspektion

5. Neuer Verband

a+b eingeschnittene Kompressen mit Pinzette aus 3. auf Einstichstelle legen, um 180° gegeneinander versetzt

c+d Fixierpflaster einschneiden und aufbringen (b. Bed. zusätzlich mit Zügel absichern)

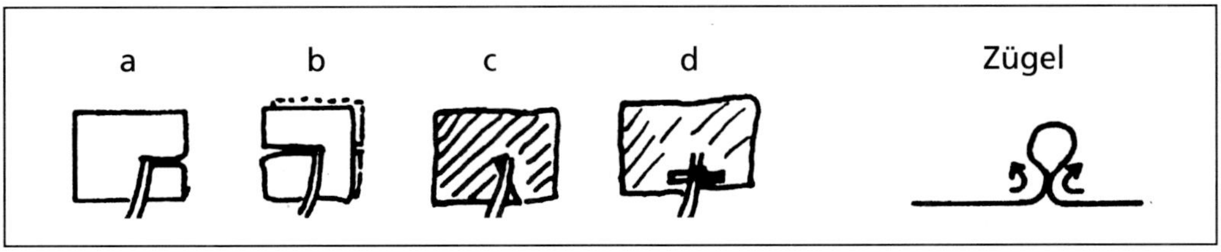

6.3.8

VW 3	Verbandwechsel Septische Wunden	Pers. 2	Qualif. Ärztl. Tätigk., delegierbar	Zeit 10 Min	Kat. VW/S 2

Zweck

- Schutz der Wundumgebung, Kleidung, Bettwäsche usw. vor keimbesiedelten Sekreten
- Wundreinigung
- Wundkontrolle

Hinweise

- Arztanordnung bei Lokaltherapeutika notwendig
- septische, infizierte Wunden immer nach aseptischen od. kontaminierten verbinden
- „Septischen" Verbandwagen verwenden
- sonst Material auf separatem Wagen/Tablett richten und Verbandwagen nicht mit ins Zimmer nehmen

Material

- Händedesinfektionsmittel
- Schutzkittel
- Abwurfbeutel
- unsterile Handschuhe
- 3 sterile Pinzetten oder sterile Handschuhe
- Spüllösung, z. B. NaCl 0,9% oder Ringer-Lactat-Lösung
- Spritze (20 ml), Knopfkanüle, b. Bed. Aufziehkanüle
- Verbandwechsel mit Kugeltupfer und Kompressen
- Verbandstoffe (Tamponade usw.)
- Fixierung, z. B. Fixierpflaster Fixomull®
- wasserdichte Unterlage

Durchführung

Anstelle der sterilen Pinzette kann auch ein steriler Handschuh verwendet werden

1. Vorbereitung

- Patienten informieren, lagern
- Zimmer: Fenster, Türen schließen
- Material patientennah richten
- Hände desinfizieren
- Schutzkittel anziehen

2. Verband entfernen

- Handschuhe anziehen
- Verband vorsichtig lösen
- die letzte auf der Wunde liegende Kompresse mit steriler Pinzette abnehmen
- Handschuhe, Pinzette abwerfen

3. Reinigung

- Neue Handschuhe anziehen
- Wundspülung: Wunde mit NaCl 0,9% ausspülen. Spüllösung mit steriler Kompresse am Wundrand auffangen
- Reinigung und Trocknen der Wundumgebung mit steriler Pinzette und sterilem Tupfer zur Wunde hin.

4. Wundinspektion

5. Neuer Verband

- Neue Handschuhe anziehen
- Wundauflage mit steriler Pinzette aufbringen
- Fixierung

Erstellt: Mentoren-AK./J.M. Korrektur 8/98

VW 4	Verbandwechsel aseptische oder kontaminierte Wunden	Pers. 1	Qualif. Ärztl. Tätigk., delegierbar	Zeit 10 Min	Kat. VW/S 2

Zweck

- Wundkontrolle
- Kontamination durch Wundsekret vermeiden

Hinweise

Unnötige VW vermeiden!

Reihenfolge bei Verbandwechsel:

1. Primär heilende Wunde
2. Sekundär heilende, kontaminierte Wunden
3. Septische, infizierte Wunden (s. VW 3)

Material

- Händedesinfektionsmittel
- Abwurfbeutel
- unsterile Handschuhe
- 2 sterile Pinzetten oder 2 sterile Handschuhe
- Reinigungslösung, z. B. NaCl 0,9% oder Ringer-Lactat-Lösung
- Verbandwechsel mit Kugeltupfer und Kompressen
- Fixierung, z. B. Fixierpflaster Fixomull®stretch
- wasserdichte Unterlage
- Schere

Verbandwechsel mit Hydrokolloidverbandstoffen (s. VW 10)

Durchführung

Anstelle der sterilen Pinzetten können auch sterile Handschuhe verwendet werden

1. Vorbereitung

- Patienten informieren, lagern
- Zimmer: Fenster, Türen schließen
- Material patientennah richten
- Hände desinfizieren

2. Verband entfernen

- Handschuhe anziehen
- Verband vorsichtig lösen
- die letzte auf der Wunde liegende Kompresse mit steriler Pinzette abnehmen

3. Reinigung

- mit neuen Handschuhen und einer neuen sterilen Pinzette Reinigung von der Wunde weg vornehmen
- NaCl 0,9% und sterile Tupfer/Kompresse verwenden
- pro Tupfer nur einmal wischen

4. Wundinspektion

5. Neuer Verband

- Kompressen mit Pinzette aus 3. aufbringen
- Fixierung

6.3.8

Erstellt: Mentoren-AK./J.M. Korrektur 8/98

VW 5	Verbandwechsel PEG	Pers. 2	Qualif. Ärztl. Tätigk., delegierbar	Zeit 10 Min	Kat. VW/S 2

Zweck

- Kontrolle der Einstichstelle
- Keimreduktion
- Prophylaxe von Hautläsionen

Hinweise

- VW bei neu implantierten PEGs täglich
- Bei reizlosen Wundverhältnissen ab 7. Tag 1–2 x pro Woche

Material

- Händedesinfektionsmittel
- Hautdesinfektionsspray
- 1 sterile Pinzette oder steriler Handschuh
- unsterile Handschuhe
- 4 sterile Kugeltupfer
- 1 sterile Schlitzkompresse
- 1 unsterile Kompresse
- Fixierpflaster, z. B. Fixomull®stretch ca. 10 x 10 cm
- Streifen Pflaster ca. 4 cm (Textilpflaster Albuplast®)

Durchführung

Beispiel mit steriler Pinzette. Alternativ auch steriler Handschuh möglich

1. Vorbereitung

- Patienten informieren, lagern
- Zimmer: Fenster, Türen schließen
- Material patientennah richten
- Hände desinfizieren

2. Verband entfernen

- Handschuhe anziehen
- alten Verband abnehmen
- Halteplatte: Verschluss lösen, Platte lockern
- Schlitzkompresse unter der Halteplatte abnehmen

3. Reinigung

- Handschuhwechsel
- Einstichstelle, Sonde und Halteplatte mit Desinfektionsspray einsprühen
- mit steriler Pinzette Haut um Einstichstelle aseptisch von zentral nach peripher reinigen
- äußere Halteplatte und sichtbaren Sondenteil mit Mullkompressen reinigen
- erneut einsprühen, 1 Min. einwirken und trocknen lassen

4. Wundinspektion

5. Neuer Verband

- Sonde im Einstichkanal lockern
- Sonde wieder zurückziehen bis zum durch die innere Haltwplatte verursachten Widerstand
- mit Pinzette aus Punkt 3 sterile Schlitzkompresse zwischen Haut und äußere Halteplatte legen
- Halteplatte zurückschieben und durch Verschluss fixieren
- mit Mullkompresse abdecken und mit Stretchpflaster fixieren

Beachte

Sonde mit Textilpflaster auf dem Verband (Steg) fixieren, solange keine Ernährung erfolgt

Erstellt: Mentoren-AK./J.M. Korrektur 8/98

VW 6	Wundauflagen	Pers. 1	Qualif. Ärztl. Tätigk.,	Zeit –	Kat. –

Durchführung

Beachte: Ärztliche Anordnungspflicht!

Wundart	Wundauflage	Alternativen	kontraindiziert
1. Primär heilende Wunden			
a) Sekretion	Textilpflaster oder Baumwollkompresse		
b) trocken	Pflaster	Folienverband Transparenter Hydrokolloidverband Wunde offen lassen	
2. Schürfwunden, Spalthautentnahmestellen			
a) Wunde blutet stark	Alginatkompressen	Fettgaze, Silikongaze	Trockene Verbandstoffe
b) Wunde blutet gering	Hydrokolloidverband		Trockene Verbandstoffe
3. sek. Wundheilung, Reinigungsphase			
a) schmierige Beläge	Hydrokolloidverband	Alginatverband	Trockene Verbandstoffe
b) nekrotische Beläge trocken	Hydrogel (NU-Gel®) Hydrokolloidverband		Alginatverbände
c) infiziert	Alginatkompressen	Textile Verbände Fettgaze, Silikongaze Immerfeuchte Verbände mit Ringer Lsg.	Folienverbände (?) Hydrokolloidverbände (?)
d) tiefe Wunden	Alginatkompressen Hydrokolloide mit Paste		Trockene Verbandstoffe
4. sek. Wundheilung, Granulationsphase			
a) flach	Hydrokolloidverband		Trockene Verbandstoffe
b) tief	Alginatkompressen oder Hydrokolloide mit Paste		Trockene Verbandstoffe
5. sek. Wundheilung, Epithelisierung			
	Hydrokolloidverband		Trockene Verbandstoffe

VW 7	Verbandwechsel SPDK	Pers. 1	Qualif. Ärztl. Tätigk., delegierbar	Zeit 10 Min	Kat. VW/S 2

Pflegeziel

- Kontrolle der Einstichstelle
- Keimreduktion

Hinweise

- Wenn keine Entzündungszeichen vorliegen, VW jeden 3. Tag
- Lokaltherapeutika auf Punktionsstelle sind anordnungspflichtig
- Behaarung im Verbandbereich rasieren

Material

- Händedesinfektionsmittel
- Hautdesinfektionsspray, z. B. Frekaderm®, Cutisept®
- Abwurfmöglichkeit
- unsterile Handschuhe
- 1 sterile Pinzette oder steriler Handschuh
- sterile Kugeltupfer
- Neuer Verband (alternativ):
  ⇨ Pflaster
  ⇨ oder Schlitzkompressen und Fixierpflaster
- Streifen Textilpflaster (Albuplast®)

Durchführung

Beispiel mit steriler Pinzette
(alternativ mit sterilem Handschuh möglich)

1. Vorbereitung

- Patienten informieren, lagern
- Zimmer: Fenster, Türen schließen
- Material patientennah richten
- Hände desinfizieren

2. Verband entfernen

- Handschuhe anziehen
- alten Verband ablösen

3. Reinigung der Wundumgebung

- mit neuen Handschuhen und einer sterilen Pinzette Reinigung von der Einstichstelle weg vornehmen
- Hautdesinfektionsmittel verwenden
- pro Tupfer nur einmal wischen
- auch Katheterschlauch einsprühen

4. Wundinspektion

5. Neuer Verband

- Einstichstelle mit sterilem Verband abdecken, z. B. Pflaster oder Schlitzkompressen und Fixierpflaster
- Katheter zusätzlich mit Textilpflaster fixieren (Zügel)

Erstellt: Mentoren-AK./J.M. Korrektur 8/98

VW	Kompressionsverband (Pütter-Verband) Unterschenkel	Pers.	Qualif.	Zeit	Kat.
8		1	Exam.	10 Min	US/S 2

Zweck

- Förderung des venösen Rückstroms bei Venenerkrankungen

Hinweise

- Anlegen bei entstauten Venen
- Druck vom Knöchel zum Knie abnehmend
- Aufgerollter Teil der Binde soll oben liegen
- Binde beim Anlegen unmittelbar auf der Haut abrollen und in Laufrichtung ziehen

Material

Bindenmaterial:

- Kurzzugbindenbei Thrombose, PTS ven. Ulcera

Bindengröße:

- Fuß, Unterschenkel 8–10 cm
- Oberschenkel 12 cm

Durchführung

Fuß rechtwinkelig stellen und mit der ersten Bindentour von innen nach außen an den Zehengrundgelenken beginnen

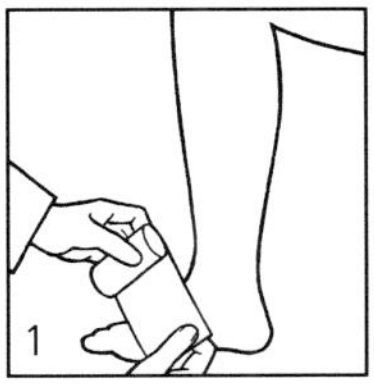

Nach 2–3 Touren um den Mittelfuß herum umschließt die Binde dann die Ferse und führt über den Innenknöchel zum Rist zurück

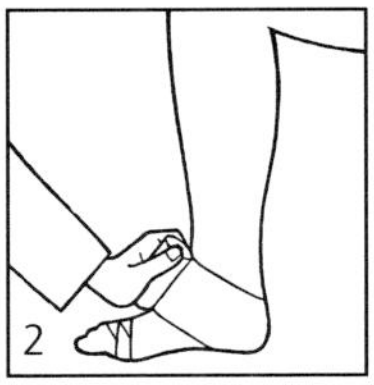

Mit zwei weiteren Touren werden die Ränder der ersten Fersentour zusätzlich fixiert. Dabei läuft die Binde zuerst über den oberen Rand um die Fessel herum...

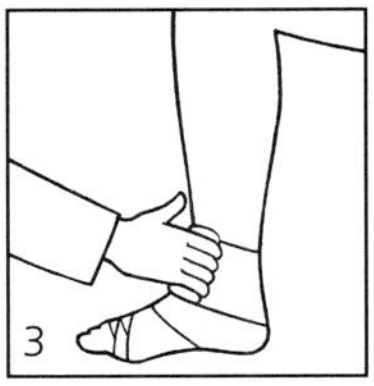

...und anschließend über den unteren Rand in die Fußwölbung

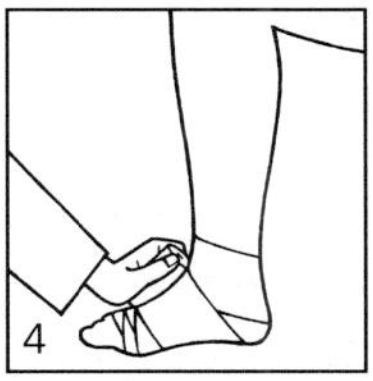

Nach einer weiteren Tour um den Mittelfuß führt die Binde über die Sprunggelenksbeuge zur Fessel zurück...

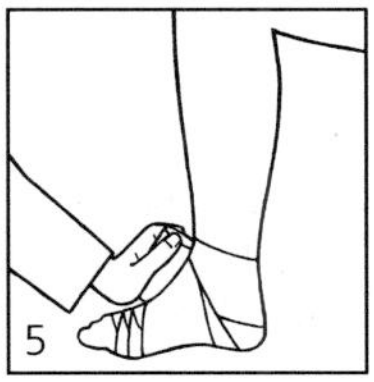

...um dann der Form des Beines folgend in steilen Touren die Wade zu umschließen. Dabei ist zu beachten, dass die Binde mit der flachen Hand auf dem Unterschenkel abgerollt und nur in der Abrollrichtung angezogen wird. Die Binde darf den Kontakt zur Haut nicht verlieren.

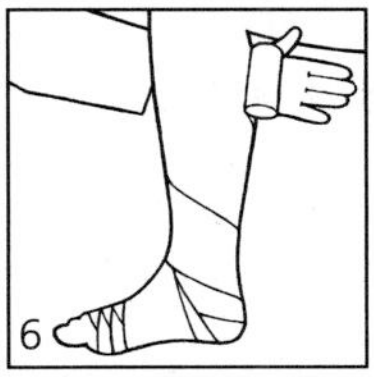

Von der Kniekehle läuft die Binde einmal um das Bein herum, führt dann der Beinform entsprechend wieder nach unten und schließt vorhandene Lücken im Verband.

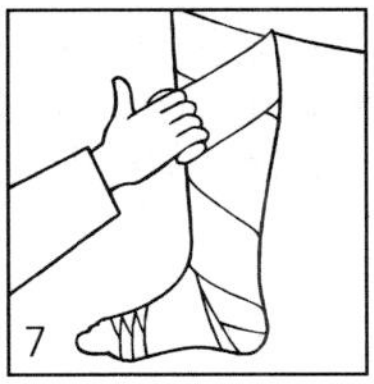

Die zweite Binde wird gegenläufig von außen nach innen am Knöchel angesetzt und führt mit der ersten Tour über die Ferse zum Fußrücken zurück.

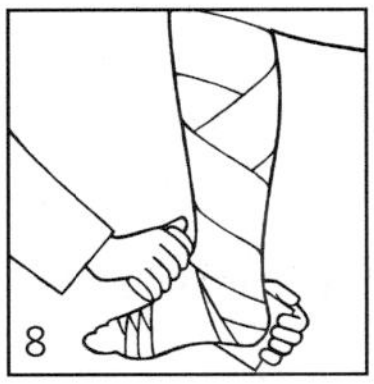

Zwei weitere Touren fixieren zuerst den oberen und dann den unteren Rand dieser Fersentour.

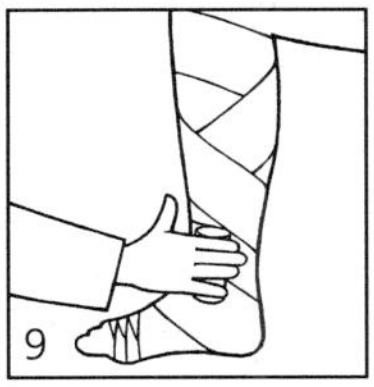

Anschließend läuft die Binde noch einmal um den Mittelfuß und dann in gleicher Weise wir die erste steil nach oben und wieder zurück.

Der fertige Verband wird mit Klammern an der Außenseite fixiert.

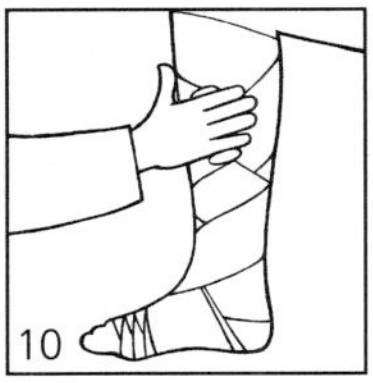

6.3.8

Erstellt: Mentoren-AK./J.M. Korrektur 8/98

VW 9	Kompressionsverband (Pütter-Verband) Oberschenkel	Pers. 1	Qualif. Exam.	Zeit 10 Min	Kat. VW/S 2

Zweck

- Förderung des venösen Rückstroms bei Venenerkrankungen

Hinweise

- Erst Unterschenkelverband anlegen (Standard VW 9)
- Anlegen bei entstauten Venen
- Druck vom Knie bis zur Leiste abnehmend
- Aufgerollter Teil der Binde soll oben liegen
- Binde beim Anlegen unmittelbar auf der Haut abrollen und in Laufrichtung ziehen

Material

Bindenmaterial:

- Kurzzugbinden

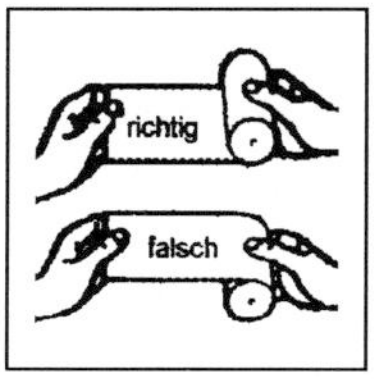

Bindengröße:

- Knie 10 cm
- Oberschenkel 12 cm

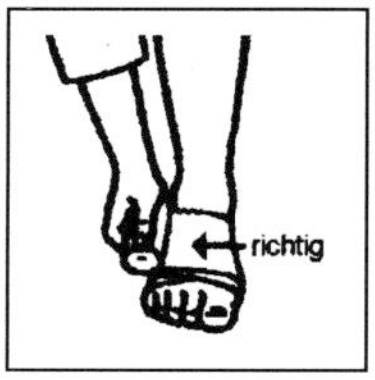

Durchführung

Kniegelenk

Beginn unterhalb des Knies mit einer Zirkulärtour.

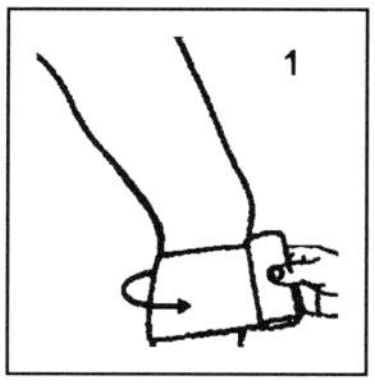

Zirkulärtour oberhalb des Knies. Eine Tour führt über die Kniescheibe. Eine Tour fixiert den oberen Kniescheibenbereich. Eine Tour fixiert den unteren Kniescheibenbereich. Binde um den Oberschenkel führen, fixieren.

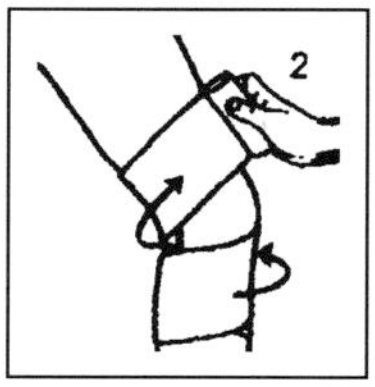

Oberschenkel

Zirkulärtour oberhalb des Knies von innen nach außen

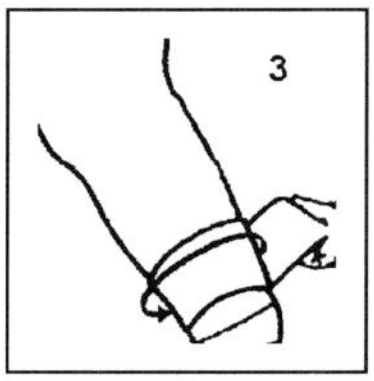

Binde folgt der Beinform und steigt steil bis zur Leistengegend. Dort Fixationstour.

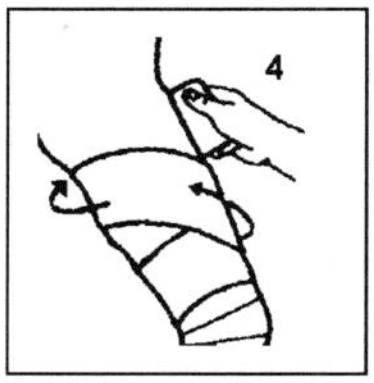

Binde führt dann entsprechend der Beinform wieder nach unten und schließt vorhandene Lücken im Verband.

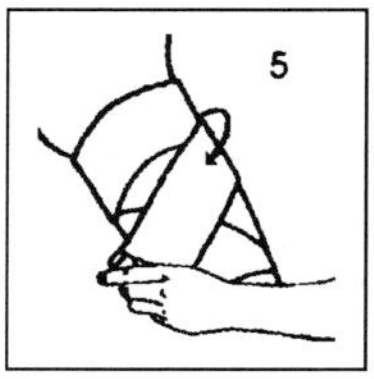

Die zweite Binde wird gegenläufig von außen nach innen oberhalb des Knies angesetzt und verläuft dann so wie die erste nach oben.

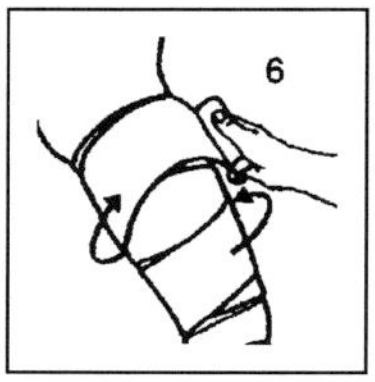

Binde läuft wieder zurück.

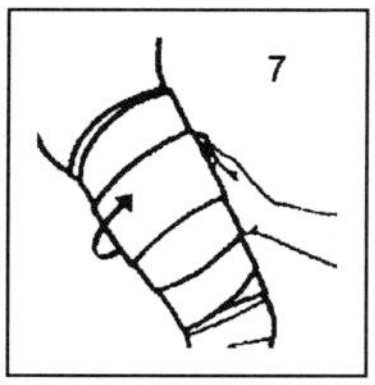

Fixierung.

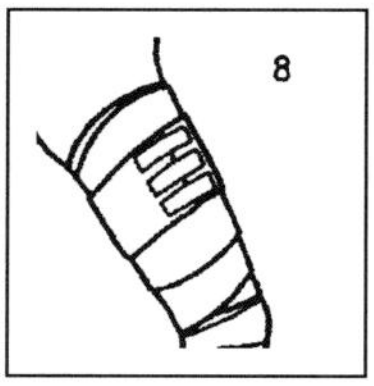

Erstellt: Mentoren-AK./J.M. Korrektur 9/98

VW 10	Verbandwechsel Hydrokolloidverband	Pers. 1	Qualif. Exam.	Zeit 10 Min	Kat. VW/S 2

Pflegeziel

- Feuchte Wundbehandlung im thermostabilen Milieu
- Atraumatischer, seltener Verbandwechsel
- Schutz der Wunde

Hinweise

- Vorsicht bei manifester Infektion und arteriell entstandenen Wunden (Arzt!)
- Größe des Verbandes: mindestens 2 cm Überlappung der Wundränder
- VW erst, wenn Blase über der Wunde den Rand des Verbandes fast erreicht (u.U. nach mehreren Tagen)
- Verband muss Kontakt zum Wundgrund haben. Bei Tiefe > 1,5 cm Wunde mit z. B. Comfeel®-Paste auffüllen

Material

- Händedesinfektionsmittel
- Abwurf
- Unterlage (wasserdicht)
- unsterile Handschuhe
- sterile Pinzette oder sterile Handschuhe
- VW-Set mit sterilen Kugeltupfern und Kompressen
- NaCl 0,9%-Spritze
- Hydrolloidverband
- u.U. Füllpaste oder Puder, z. B. Comfeel®-Paste

Durchführung

1. Vorbereitung

- Patienten informieren, lagern
- Zimmer: Fenster, Türen schließen
- Material patientennah richten
- Hände desinfizieren

2. Verband entfernen

- unsterile Handschuhe anziehen
- Verband langsam von der Ecke her zur Mitte hin dehnen (verliert so Haftfähigkeit)

3. Reinigen

- Handschuhe wechseln
- Unterlage vorlegen
- Gelrückstände durch Spülen mit NaCl 0,9% entfernen
- Trocknen der Wundränder nach Maßgabe der Wundsituation (septisch/aseptisch)
- sterilen Handschuh oder sterile Pinzette und VW-Set verwenden

4. Wundinspektion

5. Neuer Verband

- Wundgrund bei Bedarf (Tiefe >1,5 cm) mit hydrokolloidaler Paste auffüllen
- Neuen Verband aufbringen

6.3.8

Erstellt: Mentoren-AK./J.M. Korrektur 9/98

6.3.9 Säuglingspflege/Wöchnerinnen

Beobachtung des Neugeborenen
Nabelpflege
Babybad
Wickeln
Brustpflege
Stillen
Nahrungsaufbau des nicht gestillten Neugeborenen
Mechanisches Anregen der Brust
Inkubator – Schlussdesinfektion
Phototherapie
Auffangen von Mittelstrahlurin beim Säugling

Kizi 1	Beobachtung des Neugeborenen	Pers. 1	Qualif. Ki.-Exam.	Zeit	Kat.

1. **Atmung**

   30–60x/Min., Brust oder Bauchatmung, Geräusche (Maunzen, in- oder exspiratorischer Stridor, Rasseln), Nasenflügeln, Einziehungen (wo?)

2. **Körpertemperatur**

   36.5–37.4°C. normal, Messung nur bei Abweichungen, bei kleineren Kindern und direkt nach der Geburt (Wärmflasche zur Unterstützung der Wärmeregulierung)

3. **Herztätigkeit**

   110–150 Schläge/Min., Kontrolle nur auf ärztliche Anordnung

4. **Reifezeichen**

   - Gewicht 2500–3500 g
   - Länge 48–50 cm.
   - Nagelwachstum bis an die Kuppe der Zehen und Finger
   - Gut entwickeltes Fettpolster
   - Samtige, kräftig rosige Hautfarbe
   - Gut tastbare Ohr- und Nasenknorpel
   - Gut funktionierender Saug- und Schluckreflex
   - Bei Jungen liegen die Hoden im Hodensack
   - Bei Mädchen ist die Vulva durch die großen Schamlippen geschlossen
   - Lanugobehaarung höchstens noch im Schulterbereich (Oberarme, oberer Rücken)

5. **Haut**

   Auf die Farbe achten, Veränderungen wie Ödeme, Entzündungen, Neugeborenen-Akne, physiologische Neugeborenenschuppung, Ikterus, Milien, fleckige Rötung der Haut (Erythema toxicum)

6. **Nabel**

   Auf Rötung, bzw. Blutungen achten. Schmierig oder trocken?

7. **Muskeltonus**

   Erhöht oder erniedrigt? Auf gleichmäßige Bewegungen achten. Gesichtsmimik!

8. **Ausscheidungen**

   Stuhlgang, Urin, hormonelle Ausscheidung (vaginal, Brustdrüsen)

9. **Verhalten**

   Schreit das Kind (schrill, hungrig, jammervoll), ist es sehr unruhig, schreckhaft oder apathisch? Wie schläft das Kind?

10. **Gesamteindruck**

    Missbildungen, krankhafte Veränderungen? Wirkt das Kind lebensfrisch?

11. **Gewicht**

    S. Reifezeichen. In der ersten Lebenswoche Gewichtsabnahme normal (bis 10%). Bis zum 14. Lebenstag sollte das Geburtsgewicht wieder erreicht sein

12. **Schädelform**

    Auf Veränderung durch Geburtsvorgang achten

Erstellt: Kinderzimmer/J.M. Korrektur 8/98

Kizi 2	Nabelpflege	Pers. 1	Qualif. Ki.-Exam.	Zeit 3 Min.	Kat.

Zweck

- Schutz vor Infektionen
- Schutz von Nabel und Haut vor Druck

Hinweise

- Die Nabelpflege findet während der allgemeinen Körperpflege statt

Material

- Desinfektionsspray (Dibromol®)
- Streupuder (Wecesin®)
- Eine sterile Kompresse 5 x 5 cm
- Eine sterile Schlitzkompresse 7,5 x 7,5 cm

Durchführung

1.–3. Tag

- Sterile Kompresse vor dem Baden entfernen
- Nach dem Baden: Sterile Kompresse mit Desinfektionsspray besprühen (vom Kind weg) und Nabel gründlich reinigen
- Nabelansatz mit Puder bestreuen
- Schlitzkompresse um den Nabel legen
- Beim anschließenden Wickeln Nabel freilassen. Tupfer wird mit Windel fixiert

4. Tag und folgende

- Am (3.–)4. Tag Nabelklemme am runden Ende mit Nabelschere durchtrennen. Nabel mit sterilem Tupfer und Desinfektionsspray reinigen
- Nabel täglich morgens reinigen bis er abfällt

Kizi 3	Babybad	Pers. 1	Qualif. Ki.-Exam.	Zeit 15 Min.	Kat.

Zweck

- Körperpflege
- Hautbeobachtung

Hinweise

Durchführung jeden 2. Tag

Material

- Händedesinfektionsmittel
- Alkohol 80% (z. Desinfektion)
- Bürste
- Wischtuch
- 2 neue Kopfwindeln
- Molton
- Liegelind
- Weiße Vaseline
- Badetuch
- Badezusatz
- Unterhemd, Kittel, Strampelhose
- Windel
- Kleenex®
- Nabelset
- Wecesin®-Puder

Durchführung

1. Badewanne mit Bürste säubern und desinfizieren. Eine Minute einwirken lassen.
2. Unterlage mit Alkohol abwischen. Badetuch mit der linken Seite zum Kind auf die Unterlage legen, darauf das Kind
3. Bettchen richten: Kopfwindel erneuern. (alte Kopfwindel wird zum Wiegen benutzt), Spucktuch erneuern. Molton und Liegelind bei Bedarf erneuern
4. Kind wiegen
5. Baden: Erst das Gesicht außerhalb der Wanne mit klarem Wasser reinigen. Augen von außen nach innen auswischen. Kind langsam in die Wanne setzen. Waschreihenfolge: Haare, Hals, Bauch, Arme, Hände. Kind wie gezeigt umdrehen, Rücken, Beine, Gesäß waschen. Herausheben und ins Badetuch einschlagen. Waschlappen in die Wäsche. Badewasser ablassen
6. Kind abtrocknen (auf Hautfalten achten)
7. Nabelpflege lt. Standard Kizi 2.
8. Unterhemd und Kittel anziehen. Gesicht mit Vaseline eincremen Evtl. Ohren putzen. Wickeln lt. Standard Kizi 4. Eventuell Blutabnahme. Strampelhose anziehen. Haare bürsten.
9. Kind ins Bettchen legen (nicht auf den Rücken)
10. Handtuch in die Wäsche. Wickelauflage desinfizieren und umdrehen. Hände waschen und desinfizieren

Kizi 4	Wickeln	Pers. 1	Qualif. Ki.-Exam.	Zeit 3 Min.	Kat.

Zweck

- Reinigung
- Intakte Haut

Hinweise

- Nachts Stoffwindeln und Rockwindeln anwenden
- Bei wunden Kindern statt Vaseline Desitin® oder Tannosynt®-Lotion verwenden. Bei Bedarf auf Stoffwindeln ausweichen. Öfter wickeln. Absolute Sauberkeit beachten

Material

- Alkohol 80%
- Händedesinfektionsdmittel
- Einmalwaschlappen
- Weiße Vaseline
- Einmalwindeln
- Babyöl
- Handtuch

Durchführung

1. Wickelauflage mit Alkohol abwischen. Hände waschen und desinfizieren.
2. Kind auf Handtuch legen. Gesicht mit Vaseline eincremen. Strampelhose ausziehen. Kittel und Hemdchen lockern und aus Reichweite des Wickelbereichs entfernen
3. Windel öffenen (Klebefläche auf). Stuhlgang mit nassem Einmalwaschlappen entfernen oder Kind unter fließendem Wasser säubern. Einmallappen mit Öl tränken und Stuhlreste entfernen. Wischrichtung von vorne nach hinten. Bei Jungen unter dem Hoden säubern. Po mit Vaseline eincremen
4. Neue Windel mit Klebestreifen nach hinten unter den Po bis Hüfthöhe schieben. Beachten, dass der Nabel frei liegt. Windel zukleben
5. Kittel und Hemdchen fest um die Windel schließen. Strampelhose anziehen (Knöpfe im Rücken). Kind ins Bettchen legen
6. Handtuch mit Wickelfläche nach innen zusammenlegen. Wickelauflage abwischen und umdrehen. Hände waschen und desinfizieren. Stuhlgang auf der Tafel eintragen

Erstellt: Kinderzimmer/J.M. Korrektur 8/98

6.3.9

Kizi 5	Brustpflege	Pers. 1	Qualif. Ki.-Exam.	Zeit	Kat.

Zweck

- Schutz vor Infektionen

Hinweise

- Brust nur mit Wasser, ohne Seife waschen
- Milchreste nicht von den Warzen wischen: Schutz vor Rhagaden

Material

- Händedesinfektionsmittel
- Still-BH (auf Größe achten, darf nicht einengen)
- Stilleinlagen

Durchführung

1. Händedesinfektion vor jedem Anlegen
2. Brustwarzen nach den Stillen an der Luft trocknen lassen
3. Stilleinlagen auflegen
4. Kind abwechselnd an beiden Brustseiten anlegen

Erstellt: Kinderzimmer/J.M. Korrektur 2/99

Kizi 6	Stillen	Pers. 1	Qualif. Ki.-Exam.	Zeit	Kat.

Zweck

- Primäre und optimale Form der Säuglingsernährung
- Förderung der Mutter-Kind-Beziehung

Hinweise

- Stillwillen der Mutter unterstützen und fördern
- Tägliche Gewichtskontrolle des Kindes – Gewichtsabnahme bis zu 10% des Körpergewichts

Durchführung

1.–3. Tag p.p

Kind 2–4stdl. anlegen, 5 Minuten pro Brust, beginnend an der Seite, an der beim letzten Anlegen aufgehört wurde.

3. und 4. Tag pp

Feststellen der Milchmenge: 1 x tgl. vor und nach dem Anlegen wiegen.
Beachten: Kind nicht wickeln!
Faustregel: 30 g bzw. 40 g/MZ =
150 g bzw. 200 g Tagestrinkmenge.
Kontrolle bei Bedarf

Ab 5. Tag p.p.

Stillen ad libidum, ca. 10 Min. pro Brustseite. Nachts werden alle gestillten Kinder vor und nach dem Anlegen gewogen.

Zufütterung

Nur beim unzufriedenen Kind (Unruhe, Schreien nach dem Anlegen)
- Trinkfertige Glucose 5 %
- Primergen® für Kinder, denen Glucose nicht ausreicht
- Säuglingsanfangsnahrung = PRE-Nahrung ab dem 5. Tag p.p.

Kirschsauger verwenden

6.3.9

Erstellt: Kinderzimmer/J.M. Korrektur 2/99

Kizi 7	Nahrungsaufbau des nicht gestillten Neugeborenen	Pers. 1	Qualif. Ki.-Exam.	Zeit	Kat.

Zweck

- Ernährung des nichtgestillten Säuglings

Hinweise

- Entscheidung der Mutter respektieren

Durchführung

1. und 2. Tag p.p.

Trinkfertige Glucose 5%

Ab 3. Tag p.p.

Säuglingsanfangsnahung = PRE-Nahrung

NUK®-Sauger verwenden

Mindesttrinkmenge

Ausschlaggebend ist die Tagestrinkmenge

1. Tag p.p.: 10 g pro MZ
2. Tag p.p.: 20 g pro MZ
3. Tag p.p.: 30 g pro MZ
4. Tag p.p.: 40 g pro MZ

} multipliziert mit 5 = Tagestrinkmenge

Steigerung, bis Tagestrinkmenge 1/6 des Körpergewichts entspricht

Erstellt: Kinderzimmer/J.M. Korrektur 2/99

Kizi 8	Mechanisches Anregen der Brust	Pers. 1	Qualif. Ki.-Exam.	Zeit	Kat.

Zweck

- Anregen der Milchbildung

Material

- Handpumpe
- Stilleinlage

Durchführung

- Handpumpe ansetzen, Auffanggefäß nach unten
- Ballon zusammendrücken und loslassen
- Durchführung 5 Min. pro Seite, 4–5 mal täglich. Die Mutter soll selbst einteilen, wann sie die Tätigkeit durchführt.
  Ratsam: auf jeden Fall morgens und abends
- Pumpe nach Gebrauch immer heiß auswaschen
- Wenn Milch kommt: Elektrisches Pumpen nach Standard zeigen lassen

Erstellt: Kinderzimmer/J.M. Korrektur 2/99

Geräte 1	Inkubator Schlussdesinfektion	Pers. 1	Qualif. KKS	Zeit	Kat.

Zweck

- Gründliche desinfizierende Reinigung nach Belegung

Hinweise

Auf Station muss immer ein desinfizierter aufgeheizter Inkubator bereitstehen!

Material

- Handschuhe, unsteril
- Desinfektionslösung
- 2 Reinigungstücher
- frische Windel
- destilliertes Wasser

Durchführung

- Gerät ausschalten
- alle zerlegbaren Teile des Inkubators auseinandernehmen, Aqua-Behälter entleeren
- Handschuhe anziehen
- gründliche Reinigung aller Teile mit Desinfektionsmittel
- Aqua-Behälter mit Desinfektionsmittel füllen

Einwirkzeit: 1 Stunde

- mit destilliertem Wasser und frischem Reinigungstuch nachwischen, mit frischer Windel trocknen
- Bakterienfilter-Wechsel (Datum ⇨ Filter)
- Belüftung: Bei eingeschaltetem Gerät Inkubatortüren mindestens 1 Stunde geöffnet lassen.

Aqua-Behälter vor Belegung mit destilliertem Wasser auffüllen.

I. Wayß 10/96

Geräte 2	Phototherapie	Pers. 1	Qualif. KKS	Zeit	Kat.

Zweck

- Abbau des erhöhten Bilirubinwertes

Hinweise

Laufzeit der Leuchtröhren beachten –
s. Hinweis Gerät
Innentemperatur von Inkubator oder Babytherm der Körpertemperatur des Kindes anpassen

Achtung

Blutentnahme zur Bilirubinkontrolle nicht unter der Lampe

Material

- Phototherapielampe
- Bilimaske
- kleine Höschenwindel
- Einmal-Krankenunterlage
- b. Babytherm: Deckel

Durchführung

A Vorbereitung

- Heizung von Babytherm einschalten bzw. höher einstellen
- Einmal-Krankenunterlage einbringen
- Kind entkleiden, Höschenwindel so anlegen, dass möglichst viel Haut bestrahlt werden kann
- Bilimaske anlegen (s. Packungsbeilage)
- Kind in Inkubator bzw. Babytherm legen, schließen
- Phototherapielampe anbringen und einschalten

B Durchführung

- Kind nach jeder Mahlzeit umlagern Seitenlage rechts bzw. links Bauchlage u. zur.
- Temperaturkontrolle bei jedem Wickeln
- keine Creme verwenden
- vermehrte Flüssigkeitszufuhr nach ärztlicher Anordung
- zu den Mahlzeiten Lampe ausschalten und das Kind ohne Augenschutz, in Handtuch eingewickelt, auf dem Arm füttern
- Bilikontrollen nach ärztlicher Anordnung
- Kontrolle der Bilimaske zwischen den Mahlzeiten

I. Wayß 10/96

Diagnose 1	Auffangen von Mittelstrahlurin beim Säugling	Pers. 1	Qualif. KKS	Zeit	Kat. A 1/S

Zweck

- Keimarme Uringewinnung

Hinweise

Hoher Zeitaufwand!
Das Kind liegt bis zur Miktion auf einer Stoffwindel auf dem Wickeltisch und wird kontinuierlich beaufsichtigt. Auf Raumtemperatur achten, b. B. Wärmelampe einschalten.
Ist nach ca. 20 Min. keine Miktion erfolgt, Maßnahme abbrechen und andere Gewinnungmethode in Erwägung ziehen

Material

- Stoffwindel
- Waschlappen
- Seife
- 2 sterile Röhrchen
- Handschuh
- Spielzeug

Durchführung

A Vorbereitung

Das Kind soll ca. ½ Std. vor der Abnahme eine größere Menge trinken

B Durchführung

- Windel entfernen
- gründliche Reinigung des Genitalbereichs mit Waschlappen, Wasser und Seife
- Röhrchen auspacken, Deckel nur leicht lockern
- Handschuh anziehen
- Kind ablenken und beschäftigen
- bei Miktion den mittleren Urinstrahl mit 1 Röhrchen auffangen
  Röhrchenrand darf nicht berührt werden!

C Nachbereitung

- Gewonnenen Urin auf 2 Röhrchen verteilen
- Röhrchen beschriften und ins Labor bringen

6.3.9

I. Wayß 1995

6.3.10 Kinderklinik

Auffangen von Mittelstrahlurin beim Klein- und Schulkind
Auffangen von Spontanurin mit dem Urinbeutel
Pflege bei Skabies (Krätze) – Antiscabiosum-Behandlung
Pflege bei Verbrühung/Verbrennung – Medizinisches Bad und VW
Infusionsbehandlung/Venenpunktion –
  Anlegen der Infusion bei Klein- u. Schulkindern
Blasenpunktion

Diagnose 2	Auffangen von Mittelstrahlurin beim Klein- und Schulkind	Pers. 1	Qualif. KKS	Zeit	Kat.

Zweck

- Keimfrei Uringewinnung

Hinweise

Mädchen sitzen auf dem hinteren Teil der WC-Brille,
Jungen stehen vor der Toilette

Material

- Waschlappen
- Seife
- Handschuhe
- Urinauffanggefäß
  ⇨ Urinstatus: U-Becher mit Deckel
  ⇨ Urinkultur: steriles Röhrchen

Durchführung

A Vorbereitung

- Kind altersgerecht informieren

B Durchführung

- Handschuhe anziehen
- Gründliche Reinigung des Genitalbereichs mit Waschlappen, Wasser und Seife, mit Handtuch gut abtrocknen
  gespreizte Labien
  zurückgeschobene Vorhaut
  (Phimose und Restverklebungen!)
- Ablassen des ersten Teil des Urinstrahls, den mittleren Teil auffangen, den Rest wieder ablassen.
- Auffanggefäß sofort verschließen.

C Nachbereitung

- Kind versorgen
  mit Toilettenpapier trocknen (lassen)
  Vorhaut vorschieben
- Urinauffanggefäß beschriften und weiterleiten

I. Wayß 1995

Diagnose 3	Auffangen von Spontanurin mit dem Urinbeutel	Pers. 1	Qualif. KKS	Zeit	Kat.

Zweck

- Uringewinnung

Hinweise

Bei Verunreinigung durch Stuhl Vorgang wiederholen

Material

- Stoffwindel
- Waschlappen
- Seife
- Urinbeutel in entsprechender Größe
- Höschenwindel
- Urinbecher mit Deckel
- Nierenschale

Durchführung

- Windel entfernen
- Gründliche Reinigung des Genitalbereichs mit Waschlappen, Wasser und Seife. Gut abtrocknen
- Urinbeutel ankleben. Beim weiblichen Säugling muss der hintere Rand des Urinbeutels am Körper gut abschließen
- Höschenwindel locker anlegen
- Kind im Bett bequem lagern, zudecken. Kind darf nicht auskühlen
- Ständige Kontrolle des Beutels
- nach erfolgter Miktion Beutel vorsichtig lösen und in einer Nierenschale so ablegen, dass der Inhalt nicht ausfließen kann

Nachbereitung

- Blaue Lasche am unteren Urinbeutelrand lösen
- Urin in Urinbecher abfließen lassen
- Becher sofort verschließen und beschriften
- ins Labor bringen

I. Wayß 1995

Haut 1	Pflege bei Skabies (Krätze) Antiscabiosum-Behandlung	Pers. 1	Qualif. KKS	Zeit	Kat.

Skabies

- parasitäre Hauterkrankung
- Übertragung:
  ⇨ durch direkten engen körperlichen Kontakt
  ⇨ indirekt über Bettzeug und Kleidung

Die Milbenweibchen durchbohren die oberste Hautschicht und graben kleine Gänge mit blindem erhabenem Ende.
Die Milben bewegen sich in diesen Gängen und legen dabei Eier und Kot ab.
Die Larven schlüpfen nach 3–5 Tagen.

Symptome: typische Hautläsionen
- Milbengänge
  (zarte dunkelrote Streifen i.d. Haut)
- Knötchen und Bläschen
- starker Juckreiz, besonders nachts
- meist entzündlich veränderte Kratzspuren

Hautstellen mit dünner Hornschicht sind besonders betroffen (Handflächen, Fußsohlen)

Achtung

Isolierung

Kittel und Handschuhpflege
(bei jeder Pflegemaßnahme neu!)

Elternbesuch nur nach ärztlicher Unbedenklichkeitsbescheinigung

Überlebensfähigkeit der Milben außerhalb des Körpers bis zu 4 Tagen!

Material

- Schutzkittel
- Handschuhe
- Antiscabiosumsuspension
  ⇨ 10%ige Lösung für Säuglinge und Kleinkinder
  ⇨ 25%ige Lösung für Kinder ab 3 Jahre
- Linola-Fettsalbe

Durchführung

A Vorbereitung

- Vollbad bei der Aufnahme

B Durchführung

- Antiscabiosumsuspension auftragen (s. Beipackzettel)
- täglicher Kleiderwechsel
- täglicher Bettwäschewechsel (eigener Wäschesack)
- nach 3 Tagen Suspension mittels Vollbad entfernen
- Hautpflege mit Fettsalbe
- neues Bett
- Kratzen verhindern
  ⇨ Ärmel zubinden
  ⇨ Handschuhe anziehen

C Nachbereitung

- Kontrolle auf Reinfektion
  ⇨ Hautbeobachtung bis 1 Woche nach Beendigung der Behandlung

Vor der Entlassung müssen zu Hause Hygienemaßnahmen getroffen werden:
- Bettzeug waschen/sehr gut lüften
- Matratzen sorgfältig saugen

I.W. 6/98

Haut 2	Pflege bei Verbrühung/Verbrennung Medizinisches Bad und VW	Pers. 2–3	Qualif. KKS	Zeit	Kat.

Zweck

- Reinigung der Wunde
- Abtragen von Belägen
- Wundbeobachtung

Hinweise

Aseptisches Vorgehen

Material

- Schutzkittel
- sterile Handschuhe
- unsterile Handschuhe
- sterile Kompressen (sterilisierte Box)
- Müllbeutel
- Mullbinden
- Pflaster
- Schlauchverband/Netzverband in entsprechender Größe
- Handtücher
- Badethermometer
- Badespielzeug
- Zahnputzbecher
- angeordneter Badezusatz*
- angeordnete Wundsalbe/-lösung*

Durchführung

A Vorbereitung

- Patient und anwesende Angehörige informieren
- ca. 30 Minuten vor der Maßnahme Analgosedierung nach ärztlicher Anordnung
- Badezimmer temperieren
- b. B. Wärmelampe aufstellen
- Material patientennah richten
- Badewasser einlaufen lassen
  ⇨ Temperatur 37°C
- Badezusatz zugeben
- Schutzkittel anziehen (auch Eltern!)

*im Dokumentationssystem präzisieren

B Durchführung

- unsterile Handschuhe anziehen
- Verband entfernen (verklebte Kompressen im Bad aufweichen lassen und dann entfernen)
- Handschuhwechsel
  ⇨ sterile Handschuhe
- 2. PK setzt das Kind ins Wasser
  ⇨ Wundflächen sollten unter Wasser sein
  ⇨ Wundflächen am Kopf mit Hilfe des Bechers begießen
- mit sterilen Kompressen Wundbeläge und Hautfetzen abrubbeln
- nach dem Bad gesunde Hautflächen rasch abtrocknen
- mit trockenem Handtuch zudecken
- Handschuhwechsel
  ⇨ sterile Handschuhe
- Wundflächen mit sterilen Kompressen trockentupfen
- Wundinspektion
- verordnete Wundsalben auf Kompressen auftragen und Wundflächen abdecken
- abgeheilte Wundbezirke mit Panthogenat®-Salbe eincremen
- mit sterilen Kompressen abpolstern
- Verband mit Mullbinden
- b. B. zusätzliche Fixierung mit Schlauchverband/Netzverband

C Nachbereitung Patient

- Kind trösten und loben
- ins Bett bringen
- Beobachtung

D Nachbereitung Material

- Material entsorgen
- Badewanne und Badespielzeug desinfizieren
- Badezimmer aufräumen

Dokumentation

Kind beobachten und ablenken. Erholungspausen lassen, trotzdem zügig arbeiten. Kind kühlt schnell aus! 6.3.10

I.W. 6/98

Medikamente 1	Infusionsbehandlung Venenpunktion/Anlegen der Infusion bei Klein- und Schulkindern	Pers. 2	Qualif. KKS	Zeit	Kat.

Zweck

- Regulierung des Wasser-, Elektrolyt- und Säuren-Basen-Haushaltes
- parenterale Ernährung
- Applikation von Medikamenten (Trägerlösung)
- Diagnostik

Hinweise

Fixierung der Kanüle mit Pflasterstreifen.

Wird die betreffende Extremität auf einer gepolsterten Schiene gelagert, darf durch die Fixierung der Schiene keine Stauung entstehen, deshalb sind zirkular angelegte Pflasterstreifen zu vermeiden.
Die Beobachtung der Punktionsstelle sollte jederzeit möglich sein.

Material

- Händedesinfektionsmittel
- Hautdesinfektionsmittel
- Handschuhe
- Tupfer
- Pflaster, breit und schmal – vorgeschnitten
- Braunüle
- Spritze – 2 ml oder 5 ml je nach Größe des Kindes
- NaCl 0,9%
- wasserundurchlässige Unterlage
- Nierenschale/Abwurfbehälter

- Stauschlauch bei größeren Kindern
- b. B. Schiene
- vorbereitete angeordnete Infusionslösung

Durchführung

A Vorbereitung

- Kind (altersgerecht) u. anwesende Angehörige informieren

B Durchführung

- Zuwendung und Trost während der gesamten Maßnahme
- Unmittelbar vor der Venenpunktion NaCl-Lösung in die Spritze aufziehen
- Kind fixieren. Zweite Pflegekraft hält das Kind
- Assistenz des Arztes
- Vorbereitete Infusion anlegen
- DTI fixieren

C Nachbereitung Patient

- Kind trösten und loben
- Infusion sichern
- Infusionsgeschwindigkeit einstellen
- Kind ins Bett bringen
- Infusion kontrollieren:
  ⇨ Einstichstelle
  ⇨ Infusionsgeschwindigkeit

D Nachbereitung Material

- Benutzte Materialien entsorgen
- Untersuchungszimmer aufräumen
- Material ergänzen
- Dokumentation

I.Wayß 3/98

Assistenz	Blasenpunktion	Pers. 2–3	Qualif. KKS	Zeit	Kat.

Zweck

Sterile Uringewinnung

Hinweise

Zur Füllung der Harnblase soll das Kind ca. 1/2 Stunde vor der Punktion eine größere Menge trinken

Material

- 2 Paar sterile Handschuhe
- 2 x sterile Kompressen
- Hautdesinfektionsmittel
- 1er Kanüle
- Spritze 5 ml
- 2 sterile Röhrchen
- Pflasterstreifen
- b. B. Knierolle

Durchführung

A Vorbereitung

- Kind altersgemäß informieren anwesende Angehörige informieren
- Material patientennah richten

B Durchführung

- Eine Pflegekraft assistiert dem Arzt und reicht an, eine oder bei Bedarf zwei Pflegekräfte fixieren das Kind
- Unterkörper entkleiden, in Rückenlage auf die Windel lagern. Bei Bedarf Knierolle
- Kind gut fixieren: Oberkörper und Arme, Oberschenkel, das Becken (darf während des Eingriffs nicht bewegt werden)
- Nach der Punktion die Einstichstelle mit einem sterilen Druckverband abdecken.

C Nachbereitung Patient

- Verbandkontrolle auf Nachblutung
- VW bei Verschmutzung
- Treten keine Nachblutungen auf, kann der Verband nach ca. 6 Stunden entfernt werden, spätestens beim nächsten Reinigungsbad

6.3.11 Untersuchungsvorbereitung

Röntgen Cholangiographie/i.v.-Galle
Medizinische Ambulanz ERCP

Röntgen

Cholangiographie i.V.-Galle

Anmeldung

Formular 86.3 Röntgen.
Am Vortag bis 18.00 Uhr anmelden.

Vorbereitung

Auf der Anforderung muss der Arzt ausfüllen:
Labor: Krea., SD-Werte, Bilirubin.
Allergien, Diabetes, Herzinsuffizienz?
Aufklärung durch den Röntgen-Arzt.

Untersuchungstag

Patient muss nüchtern sein.
I.V.-Zugang belassen, falls vorhanden.
Transport je nach Zustand des Patienten.

Mitgeben

Patienten-Dokumentation, Röntgentüte.

Medizinische Ambulanz

ERCP

(**E**ndoskopische **R**etrograde
Cholangio-**P**ankreatikographie)

Anmeldung

Formular 1.2 Endoskopie.
Wenn Termin von der Ambulanz vorliegt, Anmeldung der Untersuchung im Röntgen mit Formular 86.3 (Röntgen).
Maximal einen Tag vorher anmelden.

Vorbereitung

Aufklärung durch den Arzt.
Labor: Quick, kl. BB. Bei Papillotomie: Blutgruppe und 2 Erykonzentrate auf Anordnung.

Untersuchungstag

Nüchtern.
Morgens kein Heparin.
I.v.-Zugang am rechten Arm legen lassen.

- Auf Abruf: Flügelhemd anziehen
- Blase entleeren lassen
- Zahnprotese entfernen

Patienten im Bett ins Röntgen.

Mitgeben

Patientenakte mit Einverständniserklärung, Patientenetiketten.

Nachsorge

2 Stunden nüchtern lassen.
2 Stunden Bettruhe.
Vitalzeichenkontrolle: RR und Puls stündlich bis 3 Stunden nach der Untersuchung.
Bei Papillotomie:
  1. Stunde – halbstündlich messen,
  2. und 3. Stunde – stündlich messen.
  Blutbild, Lipase, Amylasekontrolle auf Anordnung.
Liquemin nach Rücksprache!

7 Organisationsstandards

7.1 Definition

Organisationsstandards beschreiben den Rahmen, in dem Pflege stattfinden kann. Sie beschäftigen sich mit Strukturen und Abläufen, die für die Organisation des Pflegealltags von Bedeutung sind.

Organisationsstandards können auf verschiedenen Ebenen erstellt werden: Auf der Ebene des Gesamthauses, einer Abteilung oder einer Station. Die Standardisierung von Organisationsabläufen zielt wie andere Standardisierungen auf Unterweisung, Qualitätssicherung oder -verbesserung und Transparenz von Pflege ab.

Ein Standard, der zum Beispiel das Pflegesystem der Bereichspflege zum Thema hat, die Zimmeraufteilung, den Außendienst usw., informiert einerseits neue Mitarbeiter über den Tätigkeitsablauf auf der Station. Häufiger wird solch ein Standard aber als Qualitätsvorgabe erstellt, die noch nicht verwirklicht ist, zum Beispiel dann, wenn die Einführung der Bereichspflege geplant, aber noch nicht praktiziert wird.

Überwiegend handelt es sich bei der Themenwahl um **komplexe Vorhaben**, weil organisatorische Veränderungen oft viele Mitarbeiter, Bereiche und andere Berufsgruppen betreffen. Der Standard kann in diesem Fall zunächst eine schriftliche Ausarbeitung sein, die einer Arbeitsgruppe als Grundlage dient.

7.2 Erarbeitung

Im Zuge der Verpflichtung der Krankenhäuser zur Qualitätssicherung durch den § 137 des Sozialgesetzbuches V von 1989 versuchen viele Krankenhäuser Qualitätssicherungssysteme zu etablieren. Eine mögliche Maßnahme ist die Gründung von Qualitätszirkeln, die häufige Probleme in Organisationsstrukturen und -abläufen in den Blick nehmen sollen.

Qualitätszirkel sind entweder multiprofessionell besetzt, oder sie verfügen über effektive Verbindungswege zu anderen Berufsgruppen, bzw. hierarchischen Ebenen. Ansonsten können sie ihren Auftrag im Sinne eines umfassenden Qualitätsmanagements nicht erfüllen.

Organisationsstandards lassen sich auf der Ebene von Qualitätszirkeln erstellen und umsetzen. Um ein Problem wirkungsvoll zu bearbeiten – und in unserem Fall einen Organisationsstandard zu erstellen – sollte ein Qualitätszirkel professionell organisiert und moderiert werden.

Folgende **Ablaufschritte** haben sich bewährt:

1. **Themenwahl:** Ein Thema wird ausgesucht, das für die Organisationsebene, auf der der Qualitätszirkel tätig werden soll, ein Problem darstellt. Eine möglichst eigenständige Themenwahl und eine durchgängige Problemeinsicht der Mitglieder des Zirkels erhöht die Motivation und das Durchhaltevermögen. Bei Bedarf muss der Teilnehmerkreis um Angehörige derjenigen Berufsgruppen erweitert werden, die für die Lösung des Problems wichtig sind.
2. **Diskussion und Datensammlung:** Welche Lösungsvorschläge haben die Teilnehmer? Welche Probleme könnten auftreten? Was muss mit wem geklärt werden?
3. **Standard erstellen:** Ein Organisationsstandard wird diskutiert und entworfen.
4. **Problembearbeitung:** Das Problem wird in überschaubaren Etappen bearbeitet.
5. **Probelauf:** In einem kleinen Bereich findet wenn möglich ein Probelauf statt.
6. **Evaluation:** Nach zuvor festgelegten Evaluationskriterien wird der Probelauf nach einer bestimmten Zeit ausgewertet. Bei Bedarf werden Änderungen vorgenommen.
7. **Praxistransfer:** Der Organisationsstandard wird eingeführt. Die Überprüfungsmodalitäten werden festgelegt. Die Grup-

pe vertagt sich bis zum Evaluationszeitpunkt. Sie löst sich dann auf, wenn ein Erfolg der eingeführten Organisationsänderung absehbar ist.

Ein solcher Ablauf ist auch im Kleinen denkbar, in einer Arbeitsgruppe, die nicht Teil eines Qualitätssicherungsprogramms der Gesamtinstitution ist. Die möglichen Schwierigkeiten können aber groß sein, und die Anforderungen an das Engagement der Teilnehmer können deren Leistungsvermögen (neben der Tagesarbeit) übersteigen.

7.3 Beispiele

Ein erstes Beispiel eines Organisationsstandards soll hier aufgeführt werden. In diesem Standard wird der Versuch unternommen, das Thema „Übergabe am Patientenbett in eine Form zu bringen. Der Standard soll den Zielpunkt des Projekts beschreiben und nach Einführung der Übergabe am Bett den Beteiligten als Handlungsrahmen dienen.

Die beiden weiteren Standards haben Organisationsaspekte der Pflege zum Inhalt, die Aufnahme und die Entlassung. Es handelt sich hier um Prozessstandards, die am Ehesten mit den Funktionsstandards vergleichbar sind.

Die Standardisierung solcher Tätigkeiten ist für Berufsanfänger und Schülerinnen sehr hilfreich. Die Inhalte sind „Nachschlagewissen". Wissen, das nicht unbedingt auswendig beherrscht werden muss, solange man weiss, wo man es nachlesen kann. Mit der Dauer der Berufstätigkeit wird auch dieses Wissen verinnerlicht. Aber auch für Routiniers ist es hilfreich, anhand eines solchen Standards zu überprüfen, ob zum Beispiel bei der Patientenaufnahme etwas vergessen wurde.

7.3 Organisationsstandards – Beispiele

Übergabe am Patientenbett
Aufnahme Wochenstation
Entlassung Wochenstation

Übergabe am Patientenbett

Rahmenbedingungen

- Der Übergabezeitraum ist störungsfrei zu gestalten. Ein Außendienst wird eingeteilt
- Der Patient wird zum frühestmöglichen Zeitpunkt auf Form, Sinn und Zweck sowie Zeitpunkt der Übergabe hingewiesen
- Die Dokumentation wird übersichtlich und vollständig geführt, um einen reibungslosen Ablauf der Übergabe zu gewährleisten

Zeit

- Die Übergabe am Patientenbett findet in der Zeit zwischen 13.00 und 13.45 Uhr statt
- Die gemeinsame Übergabe aller Pflegekräfte im Stationszimmer dauert ca. 15 Minuten, die Übergabe der Pflegegruppen am Patientenbett dauert ca. 30 Minuten

Ablauf

- Die Übergabe am Bett erfolgt von der zuständigen Bereichspflegekraft zur übernehmenden Bereichspflegekraft. Zugeordnete Pflegekräfte und Schüler sind ebenfalls beteiligt
- Patient und Pflegepersonal werden soweit erforderlich miteinander bekanntgemacht. Bei Neuaufnahmen: Name, Geburtsdatum, Einweisungsdiagnose und sonstige medizinische Informationen. Pflegeprobleme, Pflegeziele und Pflegemaßnahmen werden mit dem Patienten besprochen und festgelegt.
- Bei bekannten Patienten: Medizinische Entwicklungen werden angesprochen. Pflegeprobleme und Maßnahmen werden mit dem Patienten besprochen und festgelegt
- Offene Fragen, Sorgen und Probleme des Patienten werden wenn gewünscht besprochen
- Bei Bedarf werden vor dem Patientenzimmer diejenigen Inhalte besprochen, die der Patient nicht erfahren soll. Unstimmigkeiten unter dem Personal werden ebenfalls dort geklärt.

- Die gemeinsame Übergabe im Stationszimmer gibt einen allgemeinen Überblick für alle Mitarbeiter. Hier werden auch organisatorische Sachverhalte besprochen.

ORG 1	Aufnahme Wochenstation	Zeit 40 Min.

1. Tag

- Wöchnerin vom Kreissaal abholen. Dabei auf mündliche und schriftliche Übergabe bestehen
- Ins Aufnahmebuch eintragen
- Die zuvor angelegte Kurve auf Vollständigkeit überprüfen. Fortlaufendes Datum eintragen
- Allergien erfragen.
  Ist die Wöchnerin Rh-negativ?
  Hat sie die Anti-D-Prophylaxe bekommen?
  Wenn ja, HbF-Zellen am 2. Tag bestimmen lassen und am 4. Tag ASR richten
- KG-Anforderung richten
- Gyn.-Sonografie-Anforderung bei Nachtastung/Nachkürettage und manueller Lösung
- Für den 2. Tag Blutabnahme richten: Hb, Leukos, Thrombos
- Strumex® zwei mal am Tag
- Infobroschüre der Station aushändigen

3. Tag

- MS-Urinabnahme richten und eintragen

Sectio caesarea

- Urin: U-Status am 2. Tag gewinnen
- Blutabnahme: HB, Leucos, Thrombos, Kalium, Kreatinin am 2. Tag
- KG richten
- Gyn.-Sonografie-Anforderung richten (Nierensono wird routinemäßig vor Entl. durchgeführt)

Erstellt: St. 52/J.M. Korrektur 8/98

ORG 2	Entlassung Wochenstation	Zeit 20 Min.

Vortag

- Entlassungspapiere richten:
  ⇨ Stempel in den Mutterpass
  ⇨ Zwei Briefumschläge mit kleinem Kleber
  ⇨ Rosa Entlassschein mit Entlassschein für Neugeborenes
- Entlasspapiere in Patientenakte legen, Akte auf Visitenwagen links
- Auf dem PPR-Bogen das Entlassdatum vermerken und eingruppieren (Abschlussuntersuchung S 2)
- E-Schildchen auf Tafel hinter Patientennamen

Abschlussuntersuchung

- Patientin ins Untersuchungszimmer bringen und anleiten: Auskleiden, auf Stuhl setzen
- Während der Untersuchung: Anwesend sein und evtl. assistieren: Licht einstellen, Spekula anreichen usw.
- Nachsorge: Untersuchungsstuhl absprühen (Bacillol®), frische Unterlage
- Gespräch mit dem Arzt

Entlasstag

- Morgens Patientin Briefe an den Frauen- u. Kinderarzt geben. Aufklärungsgespräch.
- Nach Entlassung:
  ⇨ Bett und Nachttisch durch Hol- und Bringedienst in Bettenzentrale
  ⇨ Schrank, Waschbeckenfach, Rufanlage und Telefon abwischen (Incidin®)
  ⇨ Frisches Bett, frischer Nachttisch mit Trinkglas, 2 Flaschen Sprudel, Händedesinfektionsmittel (Sterilium®). Rufanlage wieder einbauen
  ⇨ Alte Blumen entsorgen
  ⇨ Evtl. Telefon abmelden, wenn nicht durch Patientin selbst bereits erfolgt
- Patientin im Aufnahmebuch austragen

Erstellt: St. 52/J.M. Korrektur 8/98

8 Das Pflegeleitbild

Im Idealfall ist ein Pflegeleitbild ein zentraler, übergeordneter Standard aller Pflegenden einer Institution.
Vielleicht ist es die Diskrepanz zur täglich erlebten Praxis, die manchen Verantwortlichen zögern lässt, eine derart weitreichende Norm erarbeiten zu lassen. Ist es überhaupt möglich, die verschiedenen Realitäten der stationen und Bereich, schließlich jedes einzelnen Pflegenden auf einen gemeinsamen Sollwert hin zu orientieren?
Zweifellos kann man davon ausgehen, dass es Normen und Werte gibt, die auf einer überinstitutionellen Ebene das Pflegeverständnis der Berufsangehörigen prägen. Sie werden in der Ausbildung, in der Fachliteratur und in den Berufsverbänden vertreten.
Dass Pflegende die Persönlichkeit des Patienten respektieren, wird unstrittig sein. Sobald die Begriffsebene allerdings weniger abstrakt gewählt wird, gerät die Einigkeit in Gefahr. Kann man davon ausgehen, dass die Pflegenden eines Hauses die gleiche positive Einstellung zum Pflegeprozess haben?
Sich auf ein gemeinsames Pflegeverständnis zu einigen, ist ein schwieriger Prozess. Und er kann keinesfalls dadurch abgekürzt werden, dass Inhalte von oben vorgegeben werden.

Noch schwieriger ist aber die Frage zu beantworten, wie ein Leitbild in die Praxis zurückwirken soll bzw. was man von ihm erwartet. Soll das Leitbild der **Qualitätssicherung** als Grundlage dienen? Dann muss geklärt werden, wie sein Inhalt operationalisiert werden kann. Die Pflege muss dann nach diesen Vorgaben überprüfbar sein. Soll das Leitbild vor allem für **Transparenz** gegenüber dem Patienten oder anderen Berufsgruppen, Kostenträgern und so weiter sorgen, dann müssen die Pflegenden auch einen Weg finden, sich in der Praxis entsprechend darzustellen. Ist das vorrangige Ziel die **Corporate Identity**, muss sich die Berufsgruppe tatsächlich im Leitbild wiedererkennen.
Ein Pflegeleitbild bekommt in erster Linie durch den Prozess der Erstellung und durch die anschließende Weiterbearbeitung Bedeutung. In gewissem Sinn gilt diese Aussage für alle Standards, um so mehr aber, je abstrakter der Standard ist. In diesem Prozess werden Pflegende angeregt, sich über ihr berufliches Selbstverständnis Gedanken zu machen. Sie sind angehalten, ihre Position verständlich auszudrücken, sie zu diskutieren und zu vertreten.
Dies zu erreichen wäre bereits ein Erfolg, der eine durchdachte Organisation erfordert. Sich auf gemeinsame Punkte zu verständigen, möglicherweise Einstellungen zu verändern, wäre ein Ziel, das deutlich schwerer zu erreichen ist.
Es ist entscheidend für die Wirksamkeit eines Pflegeleitbildes, ob es gelingt, eine Diskussionskultur zu schaffen und aufrechtzuerhalten, die die Einstallungen der Mitarbeiter deutlich macht und möglicherweise verändert.

8.1 Erstellung

Wird der Bedarf nach einem Pflegeleitbild deutlich, ist es Aufgabe der Pflegedienstleitung, den Erstellungsprozess zu organisieren. Unterstützend können Stabsstellen oder Arbeitsgruppen von interessierten Mitarbeiter sein (die „Zentralgruppe“).
Um einen Diskussionsprozess auf Stations- und Funktionsbereichsebene in Gang zu bringen, kann es nützlich sein, die Absicht in einer Fortbildungsveranstaltung deutlich zu machen. Hier kann zum Beispiel ein möglicher Rahmen für ein Leitbild abgesteckt werden. Aus den Teilnehmern einer solchen Veranstaltung können Interessenten rekrutiert werden, die die Idee des Leitbildes in ihrem Arbeitsbereich vertreten können. Diese

Mitarbeiter bilden Arbeitsgruppen, die auf Abteilungs- oder Stationsebene angesiedelt und in denen möglichst alle Stationen vertreten sind.
In den „regionalen" Arbeitsgruppen finden Diskussionen über die Inhalte des projektierten Leitbildes statt. Die Vertreter der Stationen und Bereiche sollen den Diskussionsprozess in ihren Teams transparent machen und Meinungen einholen.
In jeder Gruppe entsteht schließlich ein Leitbild. Die unterschiedlichen Gruppenergebnisse gehen an die zentrale Arbeitsgruppe, die die Entwürfe bündelt und versucht einen Konsens zu finden. Ihr Entwurf geht wieder in die „Regionalgruppen" zurück, wird dort diskutiet und mit Veränderungsvorschlägen an die Zentralgruppe zurückgegeben.
Hier wird das Pflegeleitbild letztlich erstellt. Treten unüberwindliche Differenzen auf, kann versucht werden, die Standpunkte in der Diskussion der entsprechenden Regionalgruppen einander anzunähern. Möglicherweise müssen Einzelpunkte, über die keine Einigkeit erzielt werden kann, auch offen bleiben.
Vom Beginn des Projekts bis zur abschließenden Präsentation des Leitbildes kann ein Jahr vergehen. Allerdings darf der Diskussionsprozess an dieser Stelle nicht enden. In regelmäßigen Abständen – zum Beispiel alle drei Jahre – muss das Leitbild überprüft und bei Bedarf verändert werden.

8.2 Möglicher Rahmen

1) Präambel/Einleitung/Einführung

Hier wird dargestellt, warum das Leitbild erstellt wurde, wie es erstellt wurde, welche Reichweite es haben soll und worüber es etwas aussagen will.

2) Selbstverständnis der Pflegenden des Hauses

Als was verstehen sich die Pflegenden? Als Diener am Nächsten? Als professionelle Dienstleister? Was zeichnet Pflegende aus? Wie arbeiten Pflegende?

3) Das Verhältnis zum Kunden/Patienten

Die Unterscheidung zwischen Kunde und Patient ist ein zentraler Punkt, der diskutiert werden muss und an dieser Stelle thematisiert werden kann.
Welche Stellung haben Pflegende im Verhältnis zu Patienten und Angehörigen?

4) Inhalt der Pflege

Was ist Pflege? Diese Frage berührt die Pflegephilosophie des Hauses, mögliche angewendete Pflegemodelle, die Bedeutung von Wisssenschaft und Forschund in der Pflege usw.

9 Standards in der Ausbildung

Standards haben – darauf wurde bereits mehrfach hingewiesen – eine Lehrfunktion. Sie sollen Pflegende unterschiedlicher Qualifikationsstufen ansprechen. Examiniertes Pflegepersonal soll von Standards ebenso profitieren können, wie Hilfspersonal in der Pflege. Dieser heterogene Addressatenkreis ist eine wesentliche Ursache dafür, dass die Themen der Standards so weitgefächert sind und sich auf so unterschiedlichen Schwierigkeitsstufen bewegen. Der Funktionsstandard zur Mundpflege richtet sich weniger an eine examinierte Pflegekraft, wohl aber an Anfänger in diesem Beruf.

Krankenpflegeschüler sind je nach Ausbildungsstand ebenfalls Anfänger. Für sie können die Standards Hilfsmittel im Arbeitsalltag sein, die die Anleitung durch Mentor der Station ergänzen.

Solange Standards nur Vorgaben der **Praxis**, nicht aber der Krankenpflegeschule sind, wird ihre Funktion allerdings auf die Stationsarbeit beschränkt bleiben. Schüler haben in der Regel ein Interesse daran, sich in ein Team einzufinden und den Erwartungen der Pflegenden dort zu entsprechen. Dies ist Motivation genug, sich die Inhalte von Standards anzueignen, wenn auch das Personal der Station Standards als Tätigkeitsrichtlinien betrachtet und sie ernst nimmt. Zwar ist eine derartige Motivation nicht zu unterschätzen, sie bleibt aber auf den zeitlich begrenzten Einsatz auf der Station beschränkt. Bereits im nächsten Praktikum kann die Situation eine andere sein, wenn das Pflegepersonal dort kein Interesse an Standards hat und anderen Richtlinien folgt.

Sind Standards andererseits in erster Linie von der **Krankenpflegeschule** getragen, was häufig der Fall ist, haben sie wenig Chancen von den Pflegenden in der Praxis angenommen zu werden. Grund dafür sind vor allem die unterschiedlichen Maßstäbe, die Lehrer und Stationspersonal an Tätigkeiten anlegen. Viele Lehrer an Krankenpflegeschulen setzen das Niveau zu hoch an, wenn sie Pflegetätigkeiten beurteilen. Was optimal ist, muss nicht unbedingt auch durchführbar sein. Oft beschränken die knappen personellen, zeitlichen und – immer häufiger – finanziellen Ressourcen das Niveau einer Pflegehandlung. Standards sind aber Tätigkeitsrichtlinien für die Praxis, müssen also an dem orientiert sein, was möglich ist.

Werden nun Schüler auf Standards verpflichtet, die vom Pflegepersonal auf den Stationen nicht wahrgenommen werden, geraten sie in ein **Konfliktfeld**, das unter dem Namen Theorie-Praxisgefälle bekannt ist. Einerseits sind sie angehalten, im Stationsablauf gute Arbeit zu leisten. „Gut" wird dabei von den Pflegekräften in der Praxis nach Parametern definiert, die eben für diese Praxis relevant sind Dazu gehört zum Beispiel der eng gesteckte zeitliche Rahmen, die Organisationsstrukturen der Station, das vorhandene Material usw. Andererseits sollen sie aber bei Schülerbegleitungen oder im praktischen Examen ein „gute" Pflege zeigen, die an anderen Massstäben orientiert ist. Die Folgen sind bekannt. Trotzdem ist es von Vorteil, wenn Tätigkeitsvorgaben über die gesamte Ausbildungsdauer gleichermaßen gültig sind und auch regelmäßig abgeprüft werden.

Wirklich effektiv können für Schüler nur solche Standards sein, die von Schule und Praxis gleichermaßen getragen werden. In diesem Fall bieten Standars für Theorie- und Praxislehrer und die Auszubildenden ein nicht zu unterschätzendes Hilfsmittel.

Werden Standards von der Krankenpflegeschule und Vertretern der Stationen gemeinsam erarbeitet und in der Folge gemeinsam verwaltet, können sie eine inhaltliche Basis für die Ausbildung sein. Dazu muss der Prozess der Erarbeitung allerdings so gestaltet

werden, dass beide Seiten ihre Vorstellungen gleichberechtigt einbringen können.
Häufig vertreten Pflegende ihre Praxis ohne das nötige Selbstvertauen. Die Zwänge der Arbeitsrealität werden zu schnell als fachliche Defizite gedeutet. Vertreter der Stationen plädieren dann oft für Standards, die sie in der Praxis nie umsetzen würden. Auf der anderen Seite passen sich Lehrer gelegentlich an vermeintliche Zwänge der Praxis an und stimmen Standards zu, die inhaltlich falsch sind und einer wissenschaftlichen Prüfung nicht stand halten.
In einem demokratischen Erarbeitungsprozess werden nur solche Standards entstehen, die unter den Teilnehmern der Arbeitsgruppe konsensfähig sind. Diese Standards werden dann aber auch übergreifend akzeptiert und sind zum Beispiel in der Ausbilung einsetzbar.

Unterrichtet ein Lehrer eine praktische Tätigkeit nach den Vorgaben des Standards, kann er davon ausgehen, dass die Tätigkeit auch in der Praxis so gehandhabt und angeleitet wird. Der Schüler kann wiederum sicher sein, dass er in der Schule wie in der Praxis nach den gleichen Prinzipien unterrichtet wird.
Zwar wird der Unterschied zwischen theoretischer Ausbildung und Pflegepraxis bestehen bleiben. Die Ausbildungssituation unterscheidet sich von der Arbeitssituation einer examinierten Pflegekraft. Auszubildende sollen mehr zeitlichen Freiraum haben und Tätigkeiten auch so erfahren können, wie sie optimalerweise durchgeführt werden könnten. Die Standards bilden jetzt die gemeinsame Grundlage, an die bei Bedarf angebaut werden kann.
In diesem Fall können Standards auch als Bewertungsgrundlage sowohl für Anleiter auf Station als auch für Lehrer sein, die Prüfungen abnehmen. Unverzichtbar wird diese gemeinsame Bewertungsgrundlage zum Beispiel im Examen, wenn Prüfer von der Krankenpflegeschule und Mentoren die Prüfung abnehmen und die Leistung beurteilen sollen. Der Schüler weiß in diesem Fall zuverlässig, was von ihm erwartet wird und wie sein Note zustande kommt.
Schüler sind häufig Boten und Vermittler neuer Pflegetechniken. Arbeiten Schule und Praxis Hand in Hand, können auch die Mitarbeiter auf den Stationen vom Wissen der Schule profitieren. Ebenso kann die Schule die Bedürfnisse der Praxis in ihre Unterrichtskonzepte mit einbeziehen. Die Standards sind dann das inhaltliche Bindeglied zwischen den Bereichen.

Standards stoßen selbstverständlich auch in der Ausbildung an **Grenzen**. Standardisierte Themen sind in der Regel handwerkliche Themen. **Den wesentlichen Gehalt der Pflege, das situative Handeln, können Auszubildende nur im konkreten Erleben von Pflegesituationen lernen.** Standards können hier aber die fachliche Brücke zwischen Theoriewissen und konkreter Pflegehandlung bilden.

10 Zusammenfassende Bewertung

Berufliche Pflege findet derzeit in einem Spannungsfeld statt. Der Markt bestimmt – für das Gesundheitswesen ungewohnt – zunehmend Strukturen und Abläufe. Spätestens 1993 hat das Gesundheitsstrukturgesetz die Weichen für diese Entwicklung gestellt. Das Gesundheitswesen erschien bis dahin vielen als ein System, in dem Gesundheitsversorgung zur Gänze von der Gesellschaft organisiert und bezahlt wird.

Das in der alten Bundesrepublik praktizierte Sozialversicherungssystem hat immer schon Aspekte beider Pole beinhaltet. Trotzdem waren Handhabung und Ideologie weniger an den Gesetzen von Rentabilität, Angebot und Nachfrage orientiert. Weder wurden Gesundheitsleistungen als Dienstleistungen aufgefasst noch die Patienten als Kunden. Andererseits genossen die Gesundheitseinrichtungen ein gewisses Maß an Freiheit jenseits staatlicher Lenkung.

In dieser Situation hat sich ein Berufsverständnis der Pflege entwickelt. Danach verträgt sich pflegerische Professionalität nur schwer mit einem Gesundheitssystem, das Gesundheitsleistungen hauptsächlich unter dem Aspekt der Verwertbarkeit und Marktkonformität betrachtet (ebensowenig mit einem vollständig bürokratisierten System – was aber derzeit nicht zur Diskussion steht).

Professionalität in sozialen Berufen unterscheidet sich von Professionalität in z. B. technischen Berufen. Zwar beinhaltet der Begriff in beiden Berufsfeldern einen Wissensaspekt. Technisches Wissen unterscheidet sich aber vom Wissen über dem Menschen dadurch, dass es zwangsläufig auf Problemlösung abzielt.

Professionalität in der Pflege erfordert ein **Wissen über den Menschen**, der sich in der Situation der Pflegebedürftigkeit befindet. Dieses Wissen beinhaltet auch die Einsicht, **dass das Individuum nicht standardisierbar ist**, dass der Mensch immer auch anders handeln kann, als erwartet. Professionelles Pflegewissen ist der wissenschaftlichen Forschung zugänglich und systematisierbar.

Der zweite Aspekt pflegerischer Professionalität ist das „Können", die **kreative Anwendung des Pflegewissens in der Situation**, in der Pflege stattfindet. Dieses „Können" ist nicht einfach die Umsetzung von Wissen in Handlung. Wissen über den pflegebedürftigen Menschen gibt nicht eindeutig vor, wie gehandelt werden muss. Diese Unsicherheit ist geradezu konstitutiv für Berufe, die mit Menschen zu tun haben. Professionalität im Handeln setzt deswegen auch **Erfahrung** voraus, die immer wieder mit dem Wissensbestand verglichen und **reflektiert** werden muss.

Hier wird möglicherweise deutlich, warum sich ein solches Professionsverständnis schlecht mit Marktgesetzen verträgt: Pflege benötigt den Raum, der dem Pflegebedürftigen und dem Pflegenden verschiedene Verhaltensweisen erlaubt. Dieser Raum ist ebensowenig genau berechenbar, wie ein Ergebnis genau zu bestimmen ist.

Professionell Pflegende haben ein Wissen darüber, wie ein Mensch pflegebedürftig wird, wie eine solche Situation sein Leben verändern kann und aus welchen Verhaltensalternativen er häufig auswählt. Sie können mit dem Problem der Autonomieeinschränkung umgehen und verfügen über das Wissen, wie eine nachfolgende schrittweisen Ausweitung der Autonomie erreicht werden kann. Professionell Pflegende verfügen über die **Selbstkompetenz**, ihre eigene Position gegenüber dem Pflegebedürftigen zu klären. Sie wissen, daß sie die Reaktionen eines pflegebedürftigen Menschen nicht sicher voraussehen können. Ihr Ziel ist es, dem Pflegebedürftigen in seiner Situation zu helfen, wobei sie sich in den Tätigkeitsbereichen Beratung, Aufklärung, Gespräch, Unterstützung usw. bewegen und handwerkliche Pflegetätigkeiten durchführen.

Dieser letzte Bereich gehört unabdingbar zum Pflegeberuf hinzu. Ohne die Kenntnis der handwerklichen Seite des Pflegeberufs – zum Beispiel das Wissen darüber, wie ein Patient mit Apoplex gewaschen werden sollte – wird die Profession gegenstandslos.
Standards beschreiben die „skills“, die handwerklichen Tätigkeiten in der Pflege. Mehr können sie nicht leisten. Es ist wichtig, sich über diese Tatsache im Klaren zu sein, wenn man Standards erstellt. Trotzdem reicht diese Feststellung nicht aus, um der tiefgreifendsten Kritik an Standards zu begegnen. Diese Kritik lautet: Standards geben vor, die Pflege als Ganzes zu beschreiben.
Standards werden tatsächlich häufig als Darstellung „der Pflege“ aufgefasst, d.h. die Absichten der Macher und die Rezeption der Standards entsprechen sich nicht. Wenn Standards zur Berechnung von Pflegeleistungen verwendet werden können, dann deshalb, weil sie als umfassende Beschreibung der Pflege **betrachtet** werden. Das ist allerdings nicht primär ein Problem der Standards als ein Problem der Außendarstellung der Pflege. Berechnungsgrundlage für Pflegeleistungen sind überwiegend die „skills“, die Pflegetechniken. Wenn zum Beispiel in einem Fallstandard diese Berechnungsgrundlage auf die Ebene der stationären Pflege umgerechnet wird, dann beschreibt er die Sichtweise, nach der auch der Gehalt der Pflegenden bzw. die Zahl der Planstellen berechnet wird.

Nach dieser Feststellung die Frage: Warum eigentlich Pflegestandards?

1. Standards zielen auf einen bedeutsamen Aspekt der Pflege: Die handwerklichen Tätigkeiten und Abläufe. Sie können in diesem Zusammenhang eine Lehraufgabe erfüllen, Fehler vermeiden helfen und den Pflegenden ein größeres Handlungsspektrum anbieten.
2. Über das handwerkliche Leistungsniveau bestimmt sich nicht unerheblich die Nachfrage nach Pflege. Potentielle Kunden – die Patienten – benötigen die Sicherheit, dass z. B. ihre Wunden fachlich korrekt versorgt werden. Über Standards wird auch die Kontrolle dieses Aspekts der Pflegequalität möglich.
3. Standards schaffen Transparenz. Über Fallstandards kann ein Teil der Pflege beschrieben und abgerechnet werden, und auf diesem Weg lassen sich finanzielle Vergütungen sichern.

Letztlich bleibt ein Widerspruch erhalten.
Über die Definition von Pflege wird wesentlich die Gesellschaft entscheiden und die Pflegenden müssen dabei ihren Standpunkt deutlich machen. Eine wichtige Aufgabe wird sein, professionelle Pflege in der Gesamtheit transparent zu machen, so wie dies Standards für **einen** Aspekt der Pflege tun.

Literatur

BADEN-WÜRTTEMBERGISCHE KRANKENHAUSGESELLSCHAFT: Empfehlungen zum Aufgaben- und Verantwortungsbereich des Pflegedienstes im Krankenhaus. Stuttgart 1990.

BARTHOLOMEYCZIK, S.: Pflegestandards kritisch betrachtet. Die Schwester/Der Pfleger 1995; 10: 888-892

BIENSTEIN,CH.: Pflegestandards. Eine Hilfe zur Qualitätssicherung – Teil I. Pflege aktuell 1995; 1: 24-26. Teil II: Pflege aktuell 1995; 2: 103-107

DKI-GMBH/GEBERA/GSBG/IFG: Gutachten. Weiterentwicklung der Fallpauschalen und Sonderentgelte nach der Bundespflegesatzverordnung. Düsseldorf, Köln, Kiel, Neubiberg, 1997

HANIKA, H.: Pflegestandards aus rechtlicher und wirtschaftlicher Sicht. Pflege aktuell 1996; 10: 662-665

KAISERS, J.: Einführung in die Krankenhausbetriebslehre. 4. Auflage. Hagen 1993

KLIE, TH., STASCHEIT, U. (HRSG.): Gesetze für Pflegeberufe. Frankfurt 1996

MITGLIEDER DER EXPERTENGRUPPE KRANKEN- UND KINDERKRANKENPFLEGE: Pflege-Personalregelung. Stuttgart, Jena, New York 1993

SPERL, D.: Keine Träne der PPR! Die Schwester/Der Pfleger 1996; 9: 833-836

Trede, I.: Von babylonischen Sprachverwirrungen. Eine Literaturanalyse über Ziele und Merkmale von Pflegestandards. Pflege 1997; 10: 262-272

Stichwortverzeichnis

Abrasio 42
Absaugen 110
Abteilungspflegesätze 22
Allgemeinchirurgie 49
Allgemeine Pflege 25
Apoplexie 94
Appendektomie 56
Appendektomie 102
Arthroskopie 76
Astma bronchiale 86
Aufnahme 199
Ausbildung 203
Ausbildungshilfen 80
Ausbildungszweck 104
Ausscheidung
- Bettschüssel 27
- Erbrechen 27
- Inkontinenz 27
- Katheterbeutel 27
- Kontinenztraining 27
- Stomaberatung 27
- Stomabeutel 27
- Toilette 27
- Urinflasche 27
Autonomie 205
Basispflegesätze 22
Behandlungsvertrag 19
Beinvenenthrombose, tiefe 90
Berechnung 32
Bereichspflege 195
Beruhigende Ganzkörperwaschung 133
Bewegung und Lagerung
- Mobilisationshilfe 27
- Bewegungsübungen 27
- Laufen 27
- Aufstehen 27
- Ankleidehilfe 27
- Auskleidehilfe 27
- Mobilisation 27
- Lagern 27
- Bobath 27
Bewegungsapparat 139
Bluttransfusion 155
Bronchitis, chronische 86
Brustpflege 176
Cholezystektomie 50
Cold 86
Corporate Identity 201
Darmeinlauf .125
Dauerkatheterisierung
- der Frau 118
- des Mannes 119
Dauerkatheter, Pflege bei 120
Dekubitusprophylaxe
- 135°-Lagerung 137
- 30°-Lagerung 137
- Hohllagerung 137
- Schiefe Ebene 137
- V-Lagerung 137
- Weichlagerung, Soft-Care, ...137
Diagnose 31
Dienstanweisungen 18
DHS 70
Dokumentation 31
Dokumentation 80
Dokumentation 106
Dokumentationshilfe 34
Dokumentationshilfe 35
Einzeltätigkeiten 18
Einzelzahlung 22
Entsorgung 106
Entlassung 199
Erarbeitungsprozess 204
Erfahrung 205
Ergebnisaspekt 19
Erkenntnisstand, wissenschaftlicher 19
Ernährung
- Essen 26
- Einfuhrbogen 26
- Flüssigkeitskontrolle 26
- Sondennahrung 27
- Ernährungspumpen 27
Ernährungssonde
- legen 128
- Kostaufbau Sondenernährung .127
- Verabreichung Sondenkost 129
Experten 16
Fallpauschalen 33
Fallpauschalenkatalog 21
Fallstandards, Zuordnungsmerkmale . . 23

Fallstandards
- tagesorientierte ... 31
- phasenorientierte ... 31
Fallstandards
- phasenorientierte ... 80
- Krankheitsbild-orientierte ... 83
- Lebensaktivitäten-orientierte ... 97
Fallwert ... 32
Flexibilität ... 19
Fundierung ... 18
Funktionsstandards ... 103
Ganzkörperwaschung ... 132
Ganzkörperwaschung Apoplexie ... 134
Gastroenteritis ... 99
Geburt ... 38
Gesundheitsstrukturgesetz ... 21
Gesundheitsstrukturgesetz ... 205
GSG ... 21
Gynäkologie ... 37
Haftungsrecht ... 15
haftungsrechtliche Aspekte ... 19
- Mithaftung ... 19
Haarwaschung ... 136
Hallux valgus ... 78
Handeln, situatives ... 204
Haut ... 131
Hautpflegemittel ... 135
Hauttyp-Anamnese ... 135
Herniotomie ... 32
Herniotomie ... 101
Herniotomie, laparoskopisch ... 52
Herniotomie, offen ... 54
Herzfehler, angeborener bei Säugling ... 98
Herzinfarkt ... 84
Herzinsuffizienz ... 92
Hintergründe ... 105
Hygienerichtlinien ... 103
Information ... 34
Injektionen ... 145
- intramuskuläre ... 147
- subcutane ... 146
Kinderklinik ... 81
Kinderklinik ... 183
- Mittelstrahlurin ... 184
- Spontanurin ... 185
- Skabies (Krätze) ... 186
- Antiscabiosum-Behandlung ... 186
- Verbrühung/Verbrennung ... 187
- Medizinisches Bad ... 187
- Infusionsbehandlung ... 188
- Venenpunktion ... 188
- Blasenpunktion ... 189
Knie-TEP ... 68
Kompressionsverband (Pütter-Verband)
- Unterschenkel ... 167
- Oberschenkel ... 168
Konisation ... 44
Kontinenztraining ... 121
Kontrakturenprophylaxe ... 140
- Bewegungsübungen ... 141
- Lagerung ... 140
Körperpflege
- Augenpflege ... 26
- Augenprothesen ... 26
- Duschen ... 25
- Ganzkörperwäsche ... 25
- Fußbad ... 26
- Haarpflege ... 26
- Haarwäsche ... 26
- Intimtoilette ... 26
- Kontaktlinsen ... 26
- Mundpflege ... 26
- Nagelpflege ... 26
- Nasenpflege ... 26
- Prothesenpflege ... 26
- Rasur ... 26
- Reinigungsbad ... 25
- Teilwäsche mit ... 25
- Waschbecken ... 25
- Waschschüssel ... 25
Krankenpflegeschule ... 203
Kunden ... 206
Kunden/Patienten ... 202
Kurzanleitung ... 103
Lebensaktivitäten ... 80
Lehrer ... 204
Lehrfunktion ... 10
Lehrfunktion ... 203
Leitbilder ... 17
Leitlinie ... 19
Leitlinienfunktion ... 103
Literatur ... 19
Lungenemphysem ... 86
Maßnahmen ... 105
- diagnostische ... 105
- therapeutische ... 105
Materialbedarf ... 22
Materialentfernung ... 72
Maßstab ... 23
Moderator ... 16
Mundpflege ... 130
Neugeborenes
- Babybad ... 174
- Beobachtung ... 172
- Inkubator ... 179
- Mittelstrahlurin ... 181

- Nabelpflege 173
- Nahrungsaufbau 178
- Phototherapie 180
- Stillen 177
- Wickeln 175

Niveau 19
Niveau 203
Normen 201
Obstipationsprophylaxe 126
OP/invasive Maßnahmen/akute Krankheitsphase/OP-Vorbereitung
- Rasur 28
- OP-Vorbereitung 28
- Einlauf 28
- Vitalzeichenkontrolle 28
- Diagnostische Vorbereitung ... 28
- Punktionen 28
- Einlauf 29
- Katheter 29
- Magensonden 29
- Endotracheales Absaugen 29
- Drainagen 29
- Saug-Spüldrainage 29

Organigramme 17
Organisationsstandards 195
Personalkosten 22
Pflegequalität 15
Pflegeleitbild 18
Pflegeforschung 15
Pflegepersonalregelung 17
Pflegeleitbild 17
Pflegestufen, Zuordnungsmerkmale 25
Praxis 18
Preis 21
Pflegesatz 22
Pflegepersonalregelung 22
Pflegestufen 22
Pflegequalität 19
Personalbedarf 22
PPR 21
PPR 23
PPR 25
Professionalisierung 15
Prophylaxen
- Dekubitus 28
- Kontrakturen 28
- Thrombose 28
- Pneumonie 28

Prozessaspekt 19
Pflegequalität
- optimale 18
- angemessene 18
- sichere 18

Pflegedienstleitung 18
Patientenbedürfnisse 17
PPR 31
Pflegeplan 35
Problemerfassungsbogen 35
Punktwert 32
Pflegegrundwert 32
Prognostizierbarkeit 80
Punktionen 145
- Pleura 148
- Aszites 149
- Lumbal 150
- Beckenkamm 151

PORT-System-Punktion 156
- Intraport 156

PORT-System-Spülung 157
Pflegephilosophie 202
Praxis 203
Professionalität 205
Pflegeleitbild 201
PPR 80
Pflegevisiten 80
Pflegestufen 104
Patienteninformation 106
Pflegeprozess 105
Pneumonie 88
Pneumonieprophylaxe
- Durchatmen 108
- Öl, ätherisches 108
- Anblasen 108
- VRP Desitin® 108
- IPPB 109
- SMI 109
- ALVEOLA 1® 109
- Inhalation 112
- Vibrationsmassage 112
- Huffing 112
- Lagerung 112
- Giebelohr 112

PPR 104
Präputialplastik 100
Qualitätskontrolle 19
Qualitätssicherung 22
Qualitätsanforderungen 103
Qualifikation 103
Qualitätssicherungsmaßnahmen 104
Qualifikationsanforderung 105
Qualitätsvorgabe 195
Qualitätssicherung 195
Qualitätszirkel
Qualitätssicherung 201
Qualitätsentwicklungsprozess 15
Qualität 17

Qualitätsentwicklung 15
Respirationssystem 107
Rückeneinreibung,
atemstimulierende 111
Sachkosten 22
Säuglingspflege/Wöchnerinnen 171
Schüler 203
Schüler 34
Sectio Caesarea 40
Selbstkompetenz 205
Selbstverständnis 202
„Skills“ 206
Sonderentgelte 22
Sonderentgelte 33
Spezielle Pflege 28
Sprunggelenksfraktur 74
Standardentwicklung, Prozess 16
Standard-Erarbeitung
– Diskussion 195
– Datensammlung 195
– Evaluation 195
– Praxistransfer 195
– Problembearbeitung 195
– Probelauf 195
– Themenwahl 195
Standardgruppen 105
Standardpflegepläne 18
Standardpflegepläne 80
Standards, Aufbau 19
Standards, Aufbau
– Ergebnisstandards 17
– Prozessstandards 17
– Strukturstandards 17
Standards, Akzeptanz 16
Standards, Definition 17
– Maßstab 17
– Normen 17
– Qualitätsniveau 17
Standards, Funktionen
– Lehre 18
– Lernhilfe 16
– Orientierungsrichtlinien 19
– Pflegetransparenz 18
– Qualitätsentwicklungs-
instrument 16
– Qualitätskontrolle 18
– Vorbild 18
Standards, Gesamtsystem 21
Standards, Gültigkeitsbereich 17
Standards, Gültigkeitsbereich
– Abteilungsebene 19
– Gesamteinrichtung 19
– Stationsebene 19
Standards, Handling
– Aufbewahrung 105
– Erreichbarkeit 105
– Format 105
– Gliederung 105
– Sortierung 105
– Zugänglichkeit 105
Standards, Inhalte 19
Standards, Inhalt und Form 17
– Fallstandards 18
– Fallstandards 19
– Fallstandards 23
– Funktionsstandards 18
– Funktionsstandards 19
– Funktionsstandards 23
– Organisationsstandards 18
– Organisationsstandards 19
– Organisationsstandards 23
Standards, Korrektur 19
Standards, Kritik an 15
Standards, wissenschaftliche
Standards, Zuordnungsmerkmale 21
Stellenbeschreibungen 17
Sterilisation 46
Stomaversorgung 124
Strukturaspekt 19
Struma 58
Tätigkeitsprofile 25
TEP bei Coxarthrose 62
TEP nach Schenkelhalsfraktur 66
TEP-Wechsel 64
Theorie-Praxisgefälle 203
Thromboseprophylaxe 142
– Antithrombosestrümpfe
(T.E.D.®) 142
– Bewegungsübungen 143
– Lagerung 143
Trachealkanüle
– Verbandwechsel 113
– Innenkanülenwechsel 114
– Kanülenwechsel 115
Transparenz 19
Transparenz 195
Transparenz 201
Urogenitaltrakt 117
Unfallchirurgie 61
Unfallverhütungsvorschriften 103
Untersuchungsvorbereitung 191
– Medizinische Ambulanz, ERCP 193
– Röntgen, Cholangiographie ...192
Übergabe am Patientenbett 198
Verantwortlichkeit 103
Verbände 159

Verbandwechsel
- ZVK ... 160
- Redondrainage ... 161
- Wunden, septische ... 162
- Wunden, aseptische und kontaminierte ... 163
- PEG ... 164
- SPDK ... 166
- Hydrokolloidverband ... 169

Verbindlichkeit ... 19
Verdauungssystem ... 123
Vergleichbarkeit ... 23
Vergleichsraster ... 23
Versorgung, medikamentöse
- Alt-Insulin ... 29
- BTM ... 29
- Infusion ... 29
- Kreislaufmedikamente ... 29
- Medikamenten ... 29
- Periduralkatheter ... 29
- Psychopharmaka ... 29
- Schmerztherapie ... 29
- Transfusionstherapie ... 29
- Zytostatikatherapie ... 29

Vertragspartner
- Kunden ... 19
- Patient ... 19

Werte ... 201
Wissensniveau ... 103
Wochenpflege ... 37
Wöchnerin ... 38
Wundauflagen ... 165
Wund- und Hautbehandlung
- Abpumpen ... 30
- Brustpflege ... 30
- Hautschäden ... 30
- Kältebehandlung ... 30
- Mastitis ... 30
- Pflasterwechsel ... 29
- Redon-Drainage ... 29
- SPDK ... 29
- Spülungen ... 30
- Trachealkanüle ... 29
- Verbandwechsel ... 29
- Wärmebehandlung ... 30
- Wickel ... 30
- ZVK ... 29

Zeitvorgaben ... 104
Zeitvorgabe ... 105
Ziel ... 19
Zuordnungsmerkmale ... 23
Zuordnungsmerkmale ... 31
Zytostatika ... 154